國家古籍出版

專項經費資助項目

全漢三國六朝唐宋方書輯稿

顧問 余瀛鰲

纂要方

唐·崔知悌 撰
范行準 輯佚
梁 峻 整理

中醫古籍出版社
Publishing House of Ancient Chinese Medical Books

圖書在版編目 (CIP) 數據

纂要方/(唐) 崔知悌撰；范行準輯佚；梁峻整理. —北京：中醫古籍出版社, 2019.2

(全漢三國六朝唐宋方書輯稿)

ISBN 978-7-5152-1476-4

Ⅰ. ①纂…　Ⅱ. ①崔… ②范… ③梁…　Ⅲ. ①方書-中國-唐代 Ⅳ. ①R289.342

中國版本圖書館 CIP 數據核字 (2017) 第 090887 號

全漢三國六朝唐宋方書輯稿

纂要方　唐·崔知悌 撰

范行準 輯佚　梁峻 整理

策劃編輯　鄭　蓉

責任編輯　賈蕭榮

封面設計　韓博玥

封面插圖　趙石濤

出版發行　中醫古籍出版社

社　　址　北京東直門内南小街 16 號 (100700)

印　　刷　北京博圖彩色印刷有限公司

開　　本　850mm×1168mm　32 開

印　　張　13

字　　數　169 千字

版　　次　2019 年 2 月第 1 版　2019 年 2 月第 1 次印刷

印　　數　0001~3000 冊

書　　號　ISBN 978-7-5152-1476-4

定　　價　52.00 圓

序

在國家古籍整理出版專項經費資助下，《范行準輯佚中醫古文獻叢書》十一種合訂本于二〇〇七年順利出版。由於經費受限，范老的輯稿沒有全部整理付梓。學界專家看到這十一種書的輯稿影印本後，評價甚高，建議繼續籌措經費出版輯稿。有人建議合訂本太厚，不利于讀者選擇性地購讀，故予改版分冊出版（其中包括新整理本）。

中國醫藥學博大精深，存留醫籍幾近中華典籍的三分之一。究其原因，昔秦始皇焚書，『所不去者，醫藥卜筮種樹之書』。漢興，經李柱國和向歆父子等整理，《漢書·藝文志》收載方技（醫藥）類圖書，分醫經、經方、房中、神仙四類，二〇五卷，歷經改朝換代、戰事動蕩，醫籍忽聚忽散，遭受所謂『五厄』『十厄』之命運。然而，由於引經據典是古人慣常的行文方法，所以『必托之于神農黃帝而後能入説』。前代或同代醫籍被他人引用、注明出處便構成傳承的第一個環節。唐代醫學、文獻學大家王燾就是這個環節的楷模。正是由於這個引用環節的存在，爲輯佚奠定了基礎，即一旦被引用的醫籍散佚，還可以從引用醫籍中予以輯録，這是傳承的第二個環節。范行準先生集平生精力，輯佚出全漢三國六朝唐宋方書七十一種。其中毛筆小楷輯稿五十八種一二二册，鋼筆輯稿十三種十三册。除其中有人已輯佚出版或輯稿内容太少外，本套書收載的是從未面世的輯佚稿計二十多種，十分珍貴。爲方便今人理解，特邀專家爲每種書作解題，同時也適度包含考證考異内容，前後呼應，以體現這套叢書的相對整體性。

輯稿作爲珍貴的資源，一是因爲它靠人力從大量存世文獻中精審輯出包括今人不易看到的内容。以《刪繁方》爲例，該書有若干内容引自《華佗録袟》，不僅通過輯稿可以看清《刪繁方》原貌，而且據此還可以看到《華佗録袟》的部分内容。這不僅對當今學術的古代溯源循證具有重要價值，對未來學術傳承也具有重大意義。二是雖然輯稿不一定能恢復原書全貌，或辨清原書作者、成書年代等項仍存在大量需要考證考異的問題，但正是這些不完善之處，却給後世學者提出了有學術研究價值的問題，如《華佗録袟》冠名華佗，而華佗因不與曹操合作遇害，留存文獻本就不多，即使存世的華佗《中藏經》，時至今日仍有爭議，那么，《華佗録袟》的眞正作者是誰？輯稿提供的綫索對進一步考明其眞相也有意義。

范老輯稿大多依據唐代文獻學家王燾《外台秘要》中著録的引用文獻出處輯出，但又不是全部，部分學術内涵還有《醫心方》《華佗録袟》等古文獻著録的綫索。以此爲例，王燾原創的方法正是胡適先生所謂『歷史觀察方法』的學術源頭實例，也是文藝復興以來科學研究强調觀察和實驗兩個車輪之一。所謂觀察，不是針對一時一地的少量事物，而是大樣本長時段的歷史性觀察。天文學的成果就是通過這種方法取得的。中醫學至今還在使用這種方法。所謂聚類，本來是數理統計學中多元分析的一個分支，但用在文獻聚類中也是行之有效的方法。因爲中醫的藏象學説本身就是取類比象，其辨證也多采用類辨、象辨等方法，再説《周易·系辭》早就告誡人們『方以類聚』，聚類思想當然也是中醫藥學優秀文化傳統。梁峻教授申請承擔國家軟科學研究計劃『中醫歷史觀察方法的聚類研究』（2009GXQ6B150），圍繞文獻的引用、被引用以及圖書散佚、輯佚等基本問題，運用聚類原理，應用計算機技術，從理論到實踐，闡述了中醫學術傳承中的文獻傳承范式，揭示了歷史觀察方法的應用價值。

輯稿既然在文獻傳承中具有關鍵作用，二〇一五年，經中醫古籍出版社積極響應，以《全漢三國六朝唐宋方書輯稿》爲題，又申請到國家古籍整理出版專項經費。以此爲契機，項目組成員重振旗鼓，經共同努力，將二十種散佚古籍之輯稿，重新整理編撰爲二十册，并轉换成繁體字版，以便於台港澳地區以及日本等國學者參閱。值此輯稿即將付梓之際，本人聊抒感懷以爲序！

中國中醫科學院中國醫史文獻研究所原所長、
榮譽首席研究員、全國名中醫

余瀛鰲

戊戌年初秋于北京

原序

追求健康長壽是人類共同的夙願。秦皇漢武雖曾尋求過長生不死之藥，然而，死亡却公平地對待他們和每一個人。古往今來，人類爲延緩死亡、提高生存質量付出過巨大努力，亦留下許多珍貴醫籍。其承載的知識，乃是人們長期觀察積累、分析判斷、思辨應對的智慧結晶，并非故紙一堆，有可利用的一面。

醫籍損毁的人爲因素少。始皇不焚醫書，西漢侍醫李柱國和向歆父子對醫籍都進行過整理，但由於戰亂等各種客觀原因，醫籍和其他典籍一樣忽聚忽散，故有『五厄』『十厄』等説。宋以前醫籍散佚十分嚴重。就輯佚而言，章學誠認爲，自南宋王應麟開始，好古之士踵其成法，清代大盛。然輯佚必須辨僞，即甄别軼文僞誤、訂正編次錯位、校注貼切，否則，愈輯愈亂。

已故著名醫史文獻學大家范行準先生，生前曾在《中華文史論叢》第六輯發表《兩漢三國南北朝隋唐醫方簡録》一文。該文首列書名，次列書志著録，再次列撰人，最後列據輯諸書，將其所輯醫籍給出目録，使讀者一目了然。由於種種原因，范行準先生這批輯稿未能問世。近年，范行準先生之女范佛嬰大夫多次與筆者商討此批輯稿問世問題，筆者也曾和洪曉、瑞賢兩位同事拜讀輯稿并委托洪曉先生撰寫整理方案，雖想過一些辦法，均未果。去年，經鄭蓉博士選題、劉從明社長批準上報申請出版補貼，國家古籍整理出版規劃領導小組成員余瀛鰲先生斡旋得以補貼。于是，由余先生擔任顧問，筆者與洪曉、曉峰兩位同事分工核實資料、撰寫解題，劉社長和鄭博士負責整理編排影印輯稿，大家共同努力，終于使第一批輯稿得以問世。

本次影印之輯稿，精選晉唐方書十一種二十册，上自東晉《范東陽方》，下迄唐代《近效方》，多屬未刊印之輯複者。各書前寫有解題，説明考證相關問題、介紹内容梗概、提示輯稿價值等。其中，《刪繁方》《經心録》《古今録驗方》《延年秘録》之解題由梁峻撰寫，《范東陽方》《集驗方》之解題由李洪曉撰寫，《纂要方》《必效方》《廣濟方》《産寶》《近效方》之解題由胡曉峰撰寫。爲保持輯稿原貌，卷次闕如、内容散漫者，仍依其舊。所收《删繁方》一書，雖作者謝士泰生平里籍考證不詳，但其内容多引自佚書《華佗録袟》，該書存有中醫理論在古代的不同記載，如皮、肉、筋、骨、脈、髓之辨證論治方法等。現代著名中醫學家王玉川先生曾提示筆者要重視此書的研究，筆者亦曾研讀，并指導幾位研究生從不同角度開展工作，多有收穫。

范行準先生之輯稿，均很珍貴，具有重要的文獻與研究價值。此次影印出版，定名爲《范行準輯佚中醫古文獻叢書》，其他輯佚图書將陸續影印出版。筆者相信，輯稿影印本問世，對深入研究晋唐方書必將産生重要作用。欣喜之際，謹寫此文爲序。

梁　峻

二〇〇六年夏於北京

《纂要方》解題

（胡曉峰）

《纂要方》爲唐代崔知悌撰。崔氏爲許州鄢陵（今河南）人，高宗時任中書侍郎、户部尚書。對骨蒸病研究頗深，指出該病『無問長少，多染此疾；嬰孺之流，傳注更苦。其爲狀也，唵干而聳……雖目視分明，而四肢無力，或上氣少食，漸就沉羸，縱延時日，終于澌盡』。著有《骨蒸病灸方》一卷、《纂要方》十卷、《産圖》一卷，均佚。佚文可見于《外台秘要》《千金方》等醫籍。

關於《纂要方》一書的作者，《舊唐書·經籍志》載：『崔氏纂要方十卷崔知悌撰。』《新唐書·藝文志》載：『崔氏纂要方十卷崔行功。』二書記載作者不同，一爲崔知悌，一爲崔行功。日人丹波元胤在《中國醫籍考》中考證，《纂要方》作者應爲崔知悌。今從之。

范行準輯佚本係從《外台秘要》《千金方》等書中輯出，條文下標明佚文出處，有校勘注文，分十卷。卷一爲傷寒、天行、諸黄上，收方劑四十九首；卷二爲諸黄下、霍亂，收方劑十五首；卷三爲嘔、盗汗、諸痢、蠱、疳、消渴上，收方劑三十六首；卷四爲消渴下、諸瘧、心腹痛、寒疝、胃反、風疹、癧瘍、白癜風、眼、耳、鼻、牙、唇、諸瘻、咽瘡、胡臭、五痔、諸淋、大小便不通、尿血、中恶、卒魘、鬼擊、尸厥、代指、疣目，收方劑一〇六首；卷五爲毒腫瘰癧、九瘻、癰疽、諸蟲、湯火、漆瘡、月蝕瘡、甲疽、丁腫、毒腫、魚臍瘡、丹毒、瘑瘡、癬、蟲傷、狂犬咬，收方劑七十三首；卷六爲咳嗽、中風、風驚、癇、頭眩、脚氣、水腫，收方劑六十一首；卷七爲痃癖、癖、五蒸、灸骨蒸法圖、伏連、疰、鬼氣、無辜，收方劑二十九首；卷八爲勞傷，收方劑十二首；卷九爲諸瘕、面脂、頭風、澡豆、口脂、造胭脂法、造水銀法、鹿角桃花粉方，收方劑十三首；卷十爲求子、妊娠、逆産、横産、子死腹中、胞衣不出、産後諸疾，收方劑七十首。

范氏于十卷之後，又有卷十之上，内容爲産乳序論、年立成圖法、十二月立成法并圖、推日遊法一首、體玄子爲産婦借地法、日曆法、安置産婦法、産難、産暈、小兒初生將護法、小兒變蒸論、小兒藏衣法、浴兒法、剃兒頭法、哺兒法、攘謝法、小兒諸病，收方劑六十一首；卷十之下，内容爲血瘕、陰蝕、陰癢痛，收方劑十首。最後有『纂要方未分卷』，收録没有標明卷數的佚文，主要是諸病雜方，收方劑十首。從内容來看，卷十之上與卷十之下可以并入卷十。

目録

序例 後

藥品

市門土捻為丸小兒於苦缺中作白龍之兒 析科往史大觀本草卷四第四十一下陳藏器拾遺本草市門土條 案錄以上二條作方之多不録今上文不引蓋藏器纂拾唯代之文也

地衣草服之令人明目 大觀本草卷六第九十三上地衣草條陳藏器本草引

螳蟷螳螂主丁腫為上 大觀本草卷二十二螳螂條陳藏器本草引

纂要方卷一

傷寒

療傷寒五六日中風往來寒熱胸脇苦滿嘿嘿不欲飲食心煩喜嘔或胸中煩而不嘔或渴或腹中痛或脇下痞堅或心下悸小便不利或不渴外有微熱或欬小柴胡湯方

柴胡八兩 半夏洗半升○案升原作斤據宋本改 生薑 黃芩 人參 甘草炙各三兩 大棗十二枚擘

右七味切以水一斗二升煮取六升去滓更煎取三升溫服一升日三服但胸中煩而不嘔者去半夏人參加

括蔞實一枚若渴者去半夏加人參合前成四兩半括蔞根四兩若腹中痛者去黃芩加芍藥三兩若脅下痞堅者去大棗加牡蠣○案蠣原作礪據宋本改六兩若心下悸小便不利者去黃芩加茯苓四兩若不渴外有微熱者去人參加桂心三兩溫覆取微汗若欬者去人參大棗生薑加五味子半升乾薑二兩忌羊肉餳海藻菘菜明程衍道依餘居刊本外臺秘要卷一葉二十五至二十六右方原出千金翼云崔氏同

療少陰病二三日至四五日腹痛小便不利下利不止而便膿血桃花湯方

赤石脂一斤一半全用 一半篩末 乾薑一兩切 粳米一升

右三味以水七升煮取米熟去滓服七合日盡服原作取據宋本熙寧本改內赤石脂末一方寸匕日三服明程衍道經餘居刻本唐王燾外臺秘要方卷一葉二十五上右方原出千金翼云崔氏同

傷寒脈浮發熱無汗其表不解者不可與白虎湯渴欲飲水無表證者白虎湯主之方

知母六兩 石膏一升碎綿裹 甘草三兩炙 粳米六合

右四味切以水一斗二升煮取米熟去米內藥煮取六升去滓分六服日三服忌海藻菘菜外臺卷一葉二十七右方原出千金翼云崔氏同

療傷寒始得一二日方

便可灸項三壯，又灸大椎三壯，各加至五炷。案炷原作壯，據宋本改益良，用之驗。大椎平肩斜齊高大者是也。倘不得，便項小取之，則非也。且接項骨下肩齊在椎骨節上是，餘穴盡在其下。凡灸刺不得失其要鑑。行準案此下原有大椎已下~~今崔氏不呈高下量以其尋~~去十字，疑出王燾案語，據删之。又案此方小經云黃帝鍼灸經。

療傷寒一日至三日可發汗度瘴散方

麻黃十分，去節 桔梗 蜀椒汗 細辛 白朮 吴茱萸

防風各四分 烏頭炮 乾薑 桂心各五分

右十味，搗篩為散，溫酒服方寸匕，溫覆取汗，或數服得汗即止。若得病一二日而輕者，服此藥皆得汗解。若得

便重者煩不能解也然可以二大豆許著鼻孔中覺燥涕出一日可三四著必愈兼辟天行病忌豬肉生葱生菜桃李雀肉等

療傷寒勑色惡寒發热体疼發汗神丹丸方

人參（五分） 烏頭（四分，炮） 半夏（洗，五分） 茯苓（五分） 朱砂（研，一分） 附子（四分，炮）

右六味擣為末蜜和丸如大豆每服三丸生薑湯下發汗出令体中濈濈然若汗未出更以热粥投之令汗出若汗少不解復如前法若得汗足不解當服桂枝湯此藥多毒飲水解其热愈周護軍子期自說天行用之甚

良故記之忌豬羊肉大酢生血等物○案此第本无物字

療傷寒服度瘴散而不汗出者便作蔥豉湯方

蔥十四莖 豉一升綿裹

右二味以水三升煮取一升頓服溫暖○案原作煖覆據宋本改取汗出勝度瘴散也

療傷寒服蔥豉湯不得汗可服葛根湯方

蔥白十四莖 豉一升綿裹 葛根三兩切

右三味以水五升煮取二升分為再服溫覆取汗止○案原脫止字據宋本熙寧本補汗不出更服余時用此一服輒汗略不再服數十人甚効

療傷寒司軍府直吏周虎○案小島武楨本吏作史一本作吏服葛根湯再服不得汗余更視之甚惡寒而拘急更思作麻黄湯以解之方

麻黄二兩去節 葛根三兩 葱白十四莖 豉一升綿裹

右四味切以水七升煮取二升半分三服虎再服快汗愈其疹與周虎相似者服之皆汗十餘人差

療傷寒阮河南蒸法○案河原作何據宋本改

薪火燒地良久掃除去火可以水小灑取蠶沙若桃葉桑柘葉諸禾糠及麥麩○案原作麩迺字本作麩據宋本改皆可趣用○案趣原作取據宋本改易得者牛馬糞亦可用但臭耳桃葉

欲落時可益收取乾之以此等物著火處令厚二三寸布席順上溫覆用此發汗汗皆出若過熱當細審消息。○案細審疑寧本作審細大熱者可重席汗出周身輒使止。○案使原作便據宋本改當以溫粉粉身勿令遇風

療傷寒三五日疑有黃則宜服此油方

取生烏麻清油一盞水半盞以雞子白一枚和之熟攪令相得作一服令盡

小前胡湯療傷寒六七日不解寒熱往來胸脅苦滿默默不欲飲食心煩喜嘔寒疝腹痛方

前胡八兩 半夏半升洗 生薑五兩 黃芩 人參 甘草炙各三兩

乾薑十二枚擘

右七味切以水一斗煮取三升分四服忌羊肉餳海藻菘菜

療傷寒或始得至七八日不大便或四五日後不大便或下後秘塞者承氣湯方

厚朴炙 大黃各三兩 枳實六片炙

右三味切以水五升煮取二升体強者服一升羸者服七合得下必効止

若胃中有燥糞令人錯語正熱盛亦令人錯語若秘而錯語者宜服承氣湯通利而錯語者宜服下四物黃連除熱

湯○案物原作味據宋本監寧本改承氣湯舊用芒消余以有毒故去之

數年安穩得下良既服湯亦然外用生薑兌讀作銳下同使必

去燥糞若服湯兼兌而並不得下者可依本方加芒消一

兩○案方下宋本此寧本並无加字

薑兌法

削生薑如小指長二寸塩塗之內下部中立通

又方

以豬膽灌下部用亦立通

前軍督護劉車者得時疾三日已汗解因飲酒復劇苦煩

悶乾嘔口燥呻吟錯語不得臥余思作此黃連解毒湯方

黄連三兩　黄芩　黄蘗各二兩　梔子十四枚擘

右四味切以水六升煮取二升分二服一服目明再服進粥於此漸差余以療凡大熱盛煩嘔呻吟錯語不得眠皆佳傳語諸人用之亦効此直解熱毒除酷熱不必飲酒劇者此湯療五日中神効忌豬肉冷水

大前胡湯療傷寒八九日不解心腹堅滿身體疼痛內外有熱煩嘔不安方

前胡半斤　半夏半升洗　生薑五兩　枳實八片炙　芍藥四兩　黄芩三兩

乾棗十二枚擘

右七味切以水一斗煮取三升分四服日三夜一服忌

羊肉餳等物

凡少陰病寒多表無熱但苦煩憒默默而極不欲見光有時腹痛其脈沈細而不喜渴經日不差舊用四順湯余根其熱○案根原作怪據宋本改不甚用也若少陰病下利而體猶有熱者可服黄連龍骨湯若已十餘日而下利不止手足徹冷及無熱候者可服增損四順湯方

甘草二兩炙 人參二兩 龍骨二兩 黄連 乾薑各一兩○案一原作二據宋本遍常本改 附子中形者一枚炮去黑皮

右六味切以水六升煮取二升分再服不差復作甚良

若下而腹痛加當歸二兩嘔者加橘皮一兩忌海藻菘

菜豬肉冷水

療少陰病二十日後下不止可服陟釐丸○案釐原作蓬據宋本改下同

浩京方

陟釐四兩不用鹹者當歸四兩漢防己三兩黃連三兩紫石英別擣末細研三兩○案三原作二據宋本改豉三升厚朴二兩炙苦酒五升

右八味切以二升苦酒漬防己一宿出切炙之燥復內苦酒中盡止又以三升苦酒漬豉一宿小蒸之研絞取汁擣下篩諸藥以酒豉汁和之丸如梧桐子大冷漿水服二十丸丸極燥乃可服之忌豬肉冷水外臺卷二十八一葉至三十三下

療傷寒病啘不止甘草湯方兼主天行

甘草三兩炙　橘皮三兩

右二味切以水五升煮取一升去滓頓服之日三四服取差止忌海藻菘菜外臺卷二葉十一右方原出深師云崔氏同

療傷寒衄鼻熱毒去血若去數升者勿療自住若為去血不盡住者外以飛雪湯洗內以苦參湯療之飛雪洗之湯方兼療天行

麻黃三兩去節　石膏三兩碎　芫花一兩熬　大黃二兩

右四味切以水一斗半煮取七升去滓沉冷披髮仰臥因以湯淋其額趣令血住止勿何下卧及坐也湯中有

芫花壞人眼勿近之。

療衄鼻苦參湯方

苦參三分 黄連二兩 梔子二七枚擘 大黄一兩 地黄一兩生乾者

右五味切以水五升煮取一升半去滓分再服吾其年已療數十人無不差者都下地黄難得遇無使便闕亦差忌蕪荑豬肉冷水 一方更用石榴花半兩 外臺卷一葉十六至十七行準案右二方據宋本輯明刊誤小品茅花湯麥門冬湯二方

療傷寒手足熱疼欲脫方

取羊屎煮汁以淋之差止亦療時疾陰囊及莖腫亦可煮黄蘗洗之 外臺卷二葉二十四

療傷寒熱盛小便不利滑石湯方兼療天行

滑石屑二兩　葶藶子一合熬

右二物以水二升煮取七合去滓頓服之

又方

擣生葱傅臍下橫文中燥易之○案燥下原有則字據宋本刪

瞿麥湯方○案瞿原作瞿據宋本改下同

瞿麥三兩　甘草三兩炙　滑石四兩　葵子二合半　石韋三兩去毛令淨盡

右五味切以水八升煮取二升半分三服忌海藻菘菜

外臺卷二葉三十上

療傷寒後赤白滯下無數阮氏桃花湯方

赤石脂八兩冷多白滯者減四兩○案原作加四兩據宋本熙寧本改 粳米一升 乾薑四兩冷多白滯者加四兩切

右三味以水一斗煮米熟湯成去滓服一升不差復作

熱多帶赤冷多帶白

療傷寒熱利○案利宋本作痢 黃連丸方

黃連三兩去毛 當歸三兩 乾薑二兩 赤石脂二兩切

右四味擣篩蜜和丸如梧子大服三十丸日三叔尚書以療熱痢是歲傳與東都當方諸軍醫及夏口戍人○案戍原作戌據宋本改發者數千餘人余時亦復用之亦佳但時用之不及諸湯速耳當服百丸許乃斷忌豬肉冷水外臺卷二

葉三十四

療傷寒勞後鼠矢湯方○鼠矢原作鼠屎據宋本延寧本改

梔子二七枚擘 豉五升 鼠矢兩頭尖者二七枚

右三味以漿水二升煮取一升去滓頓服數試異驗外臺

卷二葉四十四至四十五

療勞後大青龍湯方

取雞子空殼碎之熬令黃黑擣篩熱湯和一合服之

溫臥取汗食雞子殼悉服之外臺卷二葉四十二右方名出深師云崔氏同

治傷寒留飲宿食不消駃豉丸方

豆豉一升 巴豆三百枚今用二百枚 杏人六十枚 黃芩 黃連 大

黄　麻黄各四兩　芒消　甘遂各三兩

右九味末之以蜜和丸如大豆服二丸不得下者增之

此黄素方。○案此至方四字據宋臣校注補　影刻北宋本唐孫思邈千金要方卷九葉二十五上

天行

療時行數四日而大下○案原脱四字據宋本熙寧本補热痢時作白通諸藥多不得止吾思舊方多療傷寒後下痢耳未有尚在在數日便藥除热止下者也四順湯热白通苦温故吾思此作湯以救數十人兼主傷寒黄連龍骨湯方

黄連三兩止利除热　黄蘗三兩止利除热　熟艾如鷄子一枚除热毒止利　龍骨二兩止利除熱

右四味切以水六升煮取二升半分三服無不斷者忌
豬肉冷水
其年時行四五日大下後或不下皆患心中結滿兩脅痞
塞胸中氣急厥逆欲絕心起高。案原作心胃高起照宋本作心起高胸擂宋本改手不得近不過二三日輒便死殘諸醫用瀉心湯餘用
大小陷胸湯並不得療重思此或是下後虛逆而氣已不
理而毒復上攻毒氣相搏結於胸中縱不下者毒已入胃
胃中不通毒還衝上復搏於氣〻毒相激故致此病療之
當先理其氣次下諸疾思與增損理中丸方
人參二兩 白朮二兩 甘草二兩炙 乾薑六分炮 加栝樓根二兩。案

原脫加字，據宋本補 枳實四枚 茯苓二兩 牡蠣二兩熬
右八味，末之，以蜜和為丸，服如彈子一丸。○案：子字宋本無，宋本並訣作口
熟水下，不歇，復服，餘時用此，効的神速，下喉即折，
續復與之，不過服五六丸，胸中豁然矣。用藥之速，未嘗
見此。然渴去尚加栝樓，不渴除之；下者當牡蠣加，不下
勿用。余因以告領軍韓康伯、右衛毛祖仲、光祿王道豫、
靈臺郎顧君苗、著作商仲堪諸人。○案：商原作啇，據宋本改 並患，用
之，咸歎其應速。于時枳實乃為之貴。難者曰：傷寒熱病，
理中溫藥，令不解之以冷，而救之以溫，其可論乎？余應
之曰：夫今訴時行，始於項彊勑急。○案：彊原作殭，據宋本改 次於

失眠發熱中於煩躁思水結於生瘡下痢大瘡於此耳
忌海藻菘菜酢物桃李雀肉等
阮河南療天行七八日熱盛不解艾湯方
苦酒三升 葶藶子二合熬擣 生艾汁取一升無生艾熟艾乾艾亦可用無艾可艾根擣取汁
右三味煎得一升頓服愈若有牛黃內一刀圭尤良此
宜療內有大熱也阮河南曰療天行凡除熱解毒無過
苦醋之物故多用苦參青葙艾葶藶苦酒烏梅之屬此
其要也夫熱盛非苦醋之物則不能愈熱在身中既不
時治治之又不用苦酢之藥如救火不以水必不可得

此

脱免也又曰今諸瘡多用辛甘薑桂人參之屬此皆貴價難得常有此行求之轉以失時而苦參青葙葶藶子艾之屬所在尽有除熱解毒最良勝於向貴價藥也前後數參並用之得病内熱者不必按常藥次也便以青葙苦參艾苦酒療之但稍與促其間耳無不解外臺卷三葉八至九

療天行數日或十許日而表不解心下有水熱毒相搏遂嘔時復有欬者增損阮氏小青龍湯方

麻黄二兩去節　芍藥二兩　桂心一兩　甘草二兩炙　細辛一兩

右五味切以水六升煮取二升溫服七合阮本湯方等分雖未嘗用嫌其太溫余增損其分兩以療十餘人皆

亦忌海藻菘菜生葱生菜等 外臺卷三葉二十二至二十三

療天行熱毒攻手足方

猪蹄一具去毛剉碎合葱白一握切以水一斗煮熟去滓內少鹽以漬之 外臺卷三葉三十五

療天行病腹脹滿大小便不通滑石湯方

滑石十四分研 葶藶子一合紙上熬令紫色擣

右二味以水一大升煎取四合頓服兼擣葱傅小腹乾即易之効 外臺卷三葉三十六 右方原出集驗云崔氏同無大黃 案集驗原有大黃二分切作三味

療煩躁而渴不止惡寒但熱盛者 ○案但原作仍據宋本熙寧本改 竹葉湯常用亦佳不徒天行凡虛羸久病及瘧後胸上淡熱者

○案漢原作痰搐宋本照宋本改服之皆妙方

甘草二兩炙棗十五枚擘半夏一兩洗芍藥三兩前胡一兩黃芩一兩

小麥五合人參二兩粳米一升知母二兩麥門冬四合去心栝樓一兩

生薑四兩竹葉一把須以竹篠飲代水煮湯不用其葉○案篠原作蓧據宋本改下同

右十四味切以竹篠飲一斗五升煮取五升分五服○案原作三服據宋本改若非天行而虛羸久病骨上痰熱○案上原作生據宋本照宋本改亦可服之加黃耆二兩除黃芩減知母一兩除栝樓用之大效忌羊肉海藻菘菜餳外臺卷三葉四十至四十一

諸黃上

療黃貧家無藥者可依此方

取柳枝三大升以水一斗煮取濃汁搦半升○案搦監本作弱一服令盡

療黄疸主心腹脹方○案原脫脹字據小島氏校引本草補

蔓菁子擣一大合揀使令淨○案原脫擣字使字據監本補

右一味擣碎熟研以水一升更和研濾取汁可得一大盞頓服之少頃自當轉利或亦自吐腹中便寬亦或得汗便愈外臺卷四葉十六上

療黄疸年六十以上方

茅根一把細切○案原脫細切兩字據監本補 猪肉一斤

右二味合作羹盡一服愈當炙腨上下兩邊各一寸半

一百壯手魚際白肉側各一灸隨年壯

療黄疸方

苦胡盧瓤如大棗許

右一物以童子小便二合浸之三兩食頃取兩酸棗許汁分内兩鼻孔中飿節候與上方同比來常用乃勝瓜蒂散○集 小品氏校云集記數附方引傷寒數要文与此同鼻孔中下有病人深吸氣及黄水出良十字 因飲飿節候与上方同云云則王刺史之文而上爽方蓋指千金翼瓜丁散也 外臺卷四葉二十二上右二

方末章 卷數

療黄疸百藥不差者方

驢頭一枚煮熟以薑虀啖之并隨多少飲汁 外臺卷四葉二

十一右方原出

集驗云崔氏同

療男子女人黃疸病醫療不愈身目悉黃食飲不消胃中脹熱生黃衣在胃中有乾屎使病爾方

以成煎豬脂一小升溫熱頓盡服之日三燥屎下去乃愈 外其卷四葉二十二右 方原出近效云崔氏同

療黃疸身體面目盡黃茵陳湯太醫校尉史脫方

茵陳蒿三兩 黃連二兩 黃芩三兩 梔子十四枚擘〇案原脫擘字據熙寧本補

大黃一兩 甘草一兩炙 人參一兩

右七味切以水一斗煮取三升分三服忌豬肉冷水海藻菘菜〇案原脫忌至菜九字據熙寧本補 外其卷四葉二十四至二十五上

療黄疸者一身面目悉黄如橘柚暴得熱外以冷迫之熱因留胃中生黄衣熱熏上所致方○案熏監本作重

猪脂一斤

右一味成煎者温令熱盡服之日三燥屎當下下則稍愈便止外臺卷四第二十三右方亦出肘後云崔氏同

黄家日晡發熱而反惡寒此為女勞得之膀胱急小腹滿身體盡黄額上反黑足下熱因作黑疸大便必黑腹臚脹滿如水狀大便黑溏者此女勞之病非水也腹滿者難療

消石礬石散主之方

消石熬黄　礬石燒令汁盡

右二味等分擣絹篩以大麥粥汁和服方寸匕日三重
衣覆取汗病隨大小便去小便正黃大便正黑也大麥
則須是無皮麥者 外臺卷四葉二十九右方出仲景傷寒論之崔氏同

療黃疸變成黑疸者多死急治之方
取土瓜根汁服一小升平旦服至食時病從小便去
則愈不忌先須量病兒氣力 ○案兒當作人不得多據此宋本改
服力衰則起不得 外臺卷四葉三十右方出肘後之崔氏同

瓜蒂三味散 衍準案此據許仁則方所擬之名
瓜蒂七枚 丁香七枚 赤小豆七枚
右藥擣篩末取如大豆分吹兩鼻孔中須臾當出黃水

正如煮蘗汁及出黄汁亦可以新汲水和一方寸匕与

黄人服或利或吐〻利所出亦乃煮黄蘗汁天行用此

療外臺卷四葉三十五右方系出許仁則云亦与崔氏同

全漢三國六朝唐宋醫方　西岑室

纂要方卷二

諸黄下

茵蔯丸療瘴氣時氣及黄病痟瘧等方

茵蔯二兩 大黄五兩 豉五合熬 常山三兩 梔子人二兩 鼈甲二兩炙 芒消二兩 杏人三兩去尖皮熬 巴豆一兩去心皮熬

右九味擣篩蜜和爲丸初得時氣三日内平旦飲服每服一丸丸如梧子大以人行十里久或吐或利或汗如不吐及不利不汗更服一丸五里久不吐利汗則以熱飲投之老小以意量減黄病痰（淡）澼○案淡原作痰據宋本醫家本改時氣傷寒痟瘧小兒驚熱欲發癇服之無不差者療瘴特

神驗有人患赤白痢者服之亦差春初有宿熱依上法服之取吐利當年不發熱病忌莧菜蘆筍野猪肉生葱生菜 外臺卷三十至二十一 三葉

霍亂

理中丸療三焦不通嘔吐不食并霍亂吐逆下痢及不得痢悉主之方

人參三兩 乾薑二兩炮 白朮三兩 甘草三兩炙

右四味擣篩蜜和丸丸（口紫原脫丸字據宋本延寧本補）如梧子平旦取粥清服五丸日再服一方乾薑三兩忌海藻菘菜桃李雀肉等 外臺卷六 四至五葉

霍亂臍上築者腎氣動也先療氣理中湯去术加桂凡方加术者以內虛也加桂者恐作奔豚也理中湯方

人參三兩○案原作二兩據宋本延寧本改 甘草三兩炙 白术三兩 乾薑三兩炮

右四味切以水八升煮取三升去滓溫服一升日三夜一若臍上築者腎氣動也去术加桂四兩吐多者去术加生薑三兩若下多者復用术悸者加茯苓二兩若病先時渴喜得水者○案先上原脫病字據宋本延寧本補加术合成四兩半若腹中痛者加人參合前成四兩半若寒者加乾薑合前成四兩半若腹滿者去术加附子一枚炮去皮破六片服湯後一食頃飲熱粥一升許汗微出自溫

勿發揭衣被也忌海藻菘菜桃李雀肉等 外臺卷六葉六右方要出

仲景云 崔氏同

療霍亂吐痢高良薑酒方

高良薑火炙令焦香每用五兩打破以酒一升煮取三四沸頓服亦療霍亂腹痛氣惡 外臺卷六葉八右方要出備急

療上吐下痢者名爲濕霍亂方

黄牛屎半大升許取水一大升煮三兩沸和牛屎濾取汁服半升即止犁牛子屎亦佳無牛處常將乾者相隨亦好用 外臺卷六葉十五右方要出必效亦崔氏同

霍亂蠱毒宿食心腹痛冷氣鬼氣方

極鹹鹽湯三升一味霍亂心腹暴痛宿食不消積冷煩滿者熱飲一升以指刺口令吐宿食使盡不盡更刺吐訖復飲三吐住靜止此法大勝諸治藥俗人以為田舍淺近法鄙而不用守死而已凡有此病○案病原作疾據宋本臨宋本改即須先用之外臺卷六第十六右方原出千金云崔氏同

療霍亂不吐不下食氣急而渴方

木瓜一枚切以水四升煮取二升細細飲之不更作吐不止者亦差若渴唯飲此湯佳根莖亦可用此湯令人吐外臺卷六第十六右方原出備急云崔氏同

療霍亂引飲飲○案飲原作後據宋本臨宋本改輒乾嘔方

生薑五兩水五升煮取二升半分二服又煮高良薑飲之大佳 外臺卷六葉十八右方 原出千金云崔氏同

療兩髀脚及背脅轉筋者方

取（煮）苦酒三沸浸氈裹轉筋上令少熱 ○案令原作合據宋本逕寧本改 尤佳又以綿纏膝下至足 外臺卷六葉二十右方 原出肘後云崔氏同

霍亂轉筋入腹不可奈何方

以醋煮青布搨之 ○案搨原作搶並脫之字據宋本逕寧本改補 腳膝冷從復易之 外臺卷二十一葉二十至二十一右方 原出千金云崔氏同

療霍亂先腹痛者法

灸臍上一夫 ○案原脫一夫兩字據逕寧本補 十四壯名太倉在心

厥下四寸更度之外台

療先洞下者法

灸臍邊二寸男左女右十四壯甚者至三十四十壯

名大腸募也

療先吐者方

灸心下一寸十四壯又并療下痢不止上氣灸五十

壯名巨闕正心厥尖頭下一寸是也

療霍亂神秘起死灸法

以物横度病人口中屈之從心鳩尾度以下灸度下

頭五壯横度左右復灸五壯此三處併當先灸中央

畢，更橫度左右也，又灸脊上，以物圍令正當心厭，又

夾脊左右一寸各七壯，是腹背各灸三處。

華佗療霍亂已死，上屋喚魂者，又以諸療皆至而猶不差

者法

捧病人覆卧之，伸臂對以繩度兩肘尖頭，依繩下夾

背脊大骨宍（○案宍原作空，據宋本改）中，去脊各一寸，灸之百

壯，無不活者。所謂灸肘椎，已試數百人，皆灸

畢即起坐。佗以此術傳其子孫，世世皆秘之不傳。（外臺卷六葉二十一至二十三下，右五方並出肘後，六崔氏同）

巴豆等三味丸方（○案右方見外臺卷六葉三十六許仁則，崔氏以芒消代乾薑，方亂不明，故删之。）

嘔

療嘔人參湯方

人參一兩 胡麻人八合灼令香 橘皮二兩 枇杷葉半斤拭毛炙 口案原作熬炙擣熙寧本刪

右四味切以水一斗煮枇杷葉取五升汁內人參等三種煎取三升稍稍飲之 外臺卷六葉三十九

盜汗

療盜汗夜睡中即汗汗不休必得風方

麻黃根細切 小麥各二升

右二味以水一斗二升煮小麥得九升内麻黄根煮之

得三升去滓分爲三服常夜服之不過兩劑即止

又方

甘皮　薑各一兩　杏人三兩去尖皮熬　當歸四兩

右四味擣合蜜和丸服如梧子五丸漸漸增之

又方

取死人席緣燒作灰淋汁熱洗從頭至足愈

止汗粉方朱規送

麻黄根　牡蠣粉　敗扇灰　栝樓各三兩　白术二兩

米粉三升

右六味擣諸藥下篩為散和粉攪令調以生絹袋盛用
粉身體日三兩度忌桃李雀肉仍灸大椎五六百炷日
灸二七五七任意不限日別灸亦得汗即漸止（外臺卷十三葉五十上）

諸痢

療水穀痢方

乾薑三分 雞子二枚 小豆二百粒炒令香中食日案（原脫中食二字據巡寧本補）
黃連三分
右四味擣篩三味內雞子黃白熟（中）攪令相得微火上炒
令可丸一服五十丸以小豆大旦以飲服差即停忌食

脂膩生冷猪魚蒜葱〇案原脫忌至葱十字據此宇本補外臺卷二十五葉三上

冷痢食不消化及有白膿日夜無節度但覺是冷者主之

方〇案此擬廣濟引崔氏方同云云方即據廣濟備入

白石脂　乾薑各八分

右二味擣篩爲末以淋湯和少許麵爲糊和藥併手捻

作丸如食法下不止加乾薑八兩忌如常法外臺卷二十五葉四

治痢無問冷熱赤白久新并痟溫

阿膠二兩一兩炙入葉一兩漬作清吳黃連一兩〇案原脫吳字據此宇本補

乾薑二兩入黃無食子二枚久痢腸滑甚者量加至三四枚

右四味擣篩爲末以醋錯膠清頓和丸如梧子飲服二

十五丸日再漸加至三十丸老小者以意斟酌准此常
法一云若冷痢以酒下熱痢以粥飲下
外臺卷二十五葉十八至十九

治赤痢黃連丸方
陳倉米四分 黃連四分 乾薑四分
右三味擣篩為末緩火炒令色變以內二顆雞子白中
熟和丸如梧子大空腹服五十丸以好無灰酒溫一盞
下之至晚間痢赤色者無白明旦即差更服如前四字原脫
更至前四字據此亭本補 外臺
卷二十五葉二十二下

治卒下血不止方
竈突中塵一升 黃連五兩 地榆三兩

右三味擣篩為散，術飲服方寸匕，日再服，重者夜一。外臺卷二

十五葉二十四上右
方原本無出卷數

痢療血數十年方

石灰三大升熬令黃○案熬原作炒，據[illegible]寧本改

右一味以水一斗攪令清澄○案原作澄清，據[illegible]寧本改一服一升

三服止。外臺卷二十五葉二十六右方大觀本草
附方引之，文有異，並錄入下

治血痢十年方

石灰三升熬令黃，以水一斗攪令清澄，一服一升，日

三服。大觀本草卷五石灰
條葉三下

馬藺子散療赤白痢腹內疞痛并久水穀痢色白如泔澱

患，主之極重者，不過三四日必差方

馬藺子熬，一升 地榆根皮八分 厚朴炙，八分 熟艾八分 赤石脂一升 龍骨十分 茯苓十分 當歸十二分○案原脫分字，據熙寧本補

右八味，搗篩為散，一服方寸匕，加至四五匕，日再夜一，白飲服。外臺卷二十五葉三十一至三十二

療下焦熱，損或先見血，後便轉○案原脫轉字，據熙寧本補 此為遠血或痢不痢，伏龍肝湯方

伏龍肝五合，竈心土是也，研○案原脫竈至也五字，據熙寧本補 甘草一兩，炙 乾地黃五兩 燒髮灰二合 黃芩 牛膝 乾薑 生槲皮○案熙寧本作生槲脉 阿膠各二兩，炙

右九味切以水七升煮七物取三升去滓下阿膠更煎
取烊乃下發分作三服忌海藻菘菜蕪荑○案原脫忌至荑七字據
巡宗本補
療下焦虛寒損或前便轉後見血此為近血或痢下或不
痢好因勞冷而發續斷湯方
續斷 當歸 桔梗 阿膠炙 桂心炙三兩 乾薑 乾
地黃 芎藭各四兩 蒲黃一升 甘草二兩炙
右十味切以水九升煮八物取三升五合去滓下阿膠
更烊膠沸下蒲黃分為三服忌豬肉海藻菘菜生蔥蕪
荑○案原脫忌至荑十二字據巡宗本補 外臺卷二
十五葉四十二至四十三右 二六無出處數四卷

蠱

療蠱方

黃瓜樓根乾者二兩，擣，以淨黑酒一升漬，旦去滓。案：旦字原作一日兩字，據熙寧本改。温服之，少時即吐利，蠱即出。案：原脫出字，據熙寧本補。後煮粥飲服一兩，蠱吐利即斷；不斷，即煮人參、甘草炙、生薑各一兩服之。此根唯南山者好。

外臺卷二十八葉二十四上

犀角丸療蠱毒百病，腹暴痛，飛尸惡氣腫方

犀角末 羚羊角末 鬼臼 桂心各量四錢匕 天雄炮 莽草 真珠研 雄黃研，各一兩 麝香半兩，研 貝齒燒灰，五枚 赤足蜈蚣五節

炙射罔如雞子黃三枚〇案罔幽齋本作肉 巴豆五十枚去皮心熬

右十三味各擣合篩之以蜜和為丸如小豆大服一丸

不知增一丸卒得腹中痛飛尸服如大豆二丸若惡氣

腫以苦酒和以塗之甚良以絳囊盛繫男左女右臂

辟惡可以備急療爲病也忌猪雞蘆笋生葱冷水等如

常法〇案原脫猪至等九字據幽齋本補 外臺卷二十八葉二十三至二十四右方原出千金云崔氏同

療蠱毒大神驗方

大戟 桃白皮東引者以火烘之 斑貓去足翅熬等分〇案斑原作班據幽齋本改

右三味擣篩爲散以冷水服半方寸匕一服其毒即出

未出更一服蠱並出李饒州法云奇効若以酒中得則

此方入下　此方入下

以酒服若食中得以飲服之外台卷二十八葉二十四右方原出必効云崔氏同

斑猫○案原作毛搖宋本改一分　桃皮　大戟各二分　和棗核大米清飲服吐出蠱十日不差服八捻○案肘後作更一服外台卷二十八葉二十四至二十五右方原出肘後

在本方下注

療中蠱毒吐血或下血皆如爛肝方

茜根　蘘荷根各三兩

右二味㕮咀以水四升煮取二升去滓頓服即愈又當自知蠱主姓名外台卷二十八葉二十六右方原出肘後云崔氏同

療中蠱吐血方

雄黃研　丹砂　藜蘆炙各一兩

右三味擣篩為散旦以井花水服一刀圭當吐蠱毒惡

生血物狸肉　凡蠱有數種而人養作者最多也郡縣

有名章者尤甚今東有句章々安故鄉南有豫章略無

村不有〇安原脫略字據醫心方本補餘縣亦有〇案原作無縣不尚有據醫心方本改

不能必此之甚耳凡唯其餘飲食不可噉〇案其下原脫餘字據醫心方本補乃至目色之已入人類〇案入醫心方本作亦此輩小易療復

有自然飛蠱狀如鬼氣者雖療此諸種得真犀角麝

香雄黃為良藥人可常帶此亦預防之易有蠱卦又子

產所說並以器皿中蠱為蠱今省煩〇案原作凡皿上據醫心方本改

安一蟲字或作虫邊大非體也　外臺卷二十八葉二十七至二十八右方原出

第四卷中今移入此卷

療中蠱吐血方

取桑木心剉一斛於釜中以水淹之令上有三寸煮取二斗澄取清又微火煎得五升宿勿食旦服五合則吐蠱外臺卷二十八葉三十七下右方原出文仲云崔氏同

療中蠱下血及毒下羚羊皮湯方○案醫心方本羚作羖

羚羊皮方三寸炙　蘘荷根四兩　苦參　黃連各二兩　當歸　升麻　犀角屑各三兩○案原脫屑字據醫心方本補

右七味切以水九升煮取三升分三服無蘘荷根以茜根代之忌猪肉冷水等物○案原脫忌至物七字據醫心方本補

療中蠱毒瀉血日夜無度腹痛不可忍方

取白蘘荷葉四五枚私内著病人眠卧處席下勿令病人知之若爲蠱毒所傷則不肯在上眠即知是蠱毒爲病用皂莢三挺炙去皮子打碎用極釅醋四升於甆器中候日正午時漬皂莢又以新白布三尺蓋上布上又横一口食刀正對病人眠牀下安之至來日午時取出用蓋藥布漉去滓分三服每服相去如人行十里久若不肯服可將鍼刺兩手大拇指端甲亦不勞深其鍼且勿拔出病人當自服之藥蠱毒或吐或大便中出除其血即斷腹痛亦除此方用皆驗外臺

卷二十八葉三十至三十一

療五蠱毒方

一曰蛇蠱食中得之咽中如有物嚥之不入吐之不出悶亂不得眠心熱不能食方

服馬兜苓根即吐出又服麝香方寸匕亦自消或吐出也

二曰蜣蜋蠱得之胷中忽然或哽入咽怵怵如蟲行欬而有血方

服豬脂即下或吐或自消也

三曰蝦蟆蠱得之心腹脹滿口乾思水不能食悶亂大

喘而氣發方

服車脂半挑以来即出。案原脫以来兩字據監事李補

四曰科斗蠱同上療法甚驗

五曰草蠱術在西涼以西及嶺南人多行此毒入人咽

剌痛求死方

服甘草藍汁即自消

又方

五蠱共一法療之但取產婦胎衣切之。案監事墨本无衣字

乾為散水和服半錢匕五毒自消

又方

含汁麻嚥汁

又方

五蠱郁服馬兜苓苗似蘘荷草形正直上 ○案巠本无直字

取雞子大搗爲散服半錢匕或至一匕五蠱毒之病

多在喉中常須記之或小醫不識此病言胃冷蚘動

○案巠本胃作謂无蚘字 或狼稱是注灸刺狼服諸藥枉死

也此由醫生未經歷故也宜令好書别之 ○案巠本脱好字擂迺

尃本補 外臺卷二十八 葉三十二至三十三下

療蠱似蚘方

雄黄研 麝香研

右二味各取大豆許取生羊肺如指大以刀開取雄黃等末以肺裹吞之 外臺卷二十八葉三十六上 右方本出小品云崔氏同

療食中有蠱毒令人腹內堅痛面目青黃淋露骨立病變無常方

爐中取鐵精細研別搗烏雞肝和之丸如梧子大以酒服三丸日三服甚者不過十日愈微者便愈 外臺卷二十八葉三十七右 方本出古今錄驗云崔氏同

痔

療痔頻用大効方

蚺蛇膽 真者研 青木香 石硫黃 研 鐵精 麝香 各四分

舊用五月五日蝦蟆（麝香臨時分之多少入用忌麝香辟虵毒若先以相和虵膽即無力也）

右六味等分擣篩為散更細研有患取如三棋子和井花水日再服服訖先令便利了即以後方桃枝熏下部訖然後取散如二棋子內竹管裏深吹入下部中六日再老小量減其熏法每日一度不用再為之甚良

療䘌蟲食下部及五藏方

取桃東南枝三七枚輕打頭使散以綿纏之又擣石硫黃為末將此綿纏桃枝撚轉之令末少厚又截一短竹筒先內下部中仍以所撚藥桃枝熟然熏之（外臺）

卷三十四葉五十六上下

晉代之地多五府蝕人五藏通見脊骨下膿血手足煩疼

四肢無力夜臥煩躁不安面失血色肩胛疼及血手足有腫如浮

氣或下血乃死治之方已上攝宗臣校注引本書

雄黃 青葙各二兩 苦參三兩 礬石 雌黃 鐵衣 藜

蘆各一兩 麝香二分別研

右八味治下篩以竹管內大孔中酸棗許吹內下部中

日一不過三小兒以大豆許此方極救死千金方卷十五下葉十八

上右方攝千金方輯

中藥要方卷五

書　田脯　咽口

書代上地黃主[illegible]作不盡歲逆見當者十服巴壽老焦

療遺[illegible]合蓉腸湯方

療中消[illegible]四[illegible]生

○參兩 乾[illegible]○○人參 橘皮 ○ 枳實 萆 半斤 [illegible]

[illegible]

[illegible] 苦參三兩 [illegible]

右[illegible]味切以水[illegible]煮[illegible]取[illegible]

[illegible]

種面兩石斛 和 ○ 飲 [illegible] 菊 [illegible] 九

[illegible]

消渴上

療消渴瘦中焦熱渴方

苦參粉一大斤 ○ 案原脫粉字據宋本補 黃連六兩 栝樓五兩 知母五兩

眞三國六朝唐宋醫方　一　西今室

牡蠣粉五兩熬〇案原脫熬字據宋本醫心方本補 麥門冬五兩去心

右六味並大兩〇案原脫並大兩三字據宋本醫心方本補 各別擣篩為散〇案原脫別字據宋本醫心方本補 如須少合任量減之擣篩攪使勻〇案原脫如至勻十三字據宋本醫心方本補 以牛乳和併手捻為丸如梧子大暴乾日再服飽食訖以漿水下之服二十丸不徵利減十丸如食熱麵酒等即加服五丸忌豬肉 外臺卷十一葉十下

飲水不知休小便中不脂舌乾渴方

黃連五兩 栝樓五大兩〇案原脫大字據宋本醫心方本補

右二味擣末以生地黃汁和丸併手丸每食後牛乳下五十丸日再服之忌豬肉 外臺卷六葉二十上

消渴下

療患熱消渴常服有驗方

豉心三兩以醶醋拌蒸乾曝如此者三熬令微黄〇案醶原作酸字並脫曝字據宋本熙寧本改補

吴黄連三兩〇案原脫吴字據熙寧本補

右二味擣篩訖以蜜和為丸每日〇案原作日再據宋本熙寧本改空腹服二十五丸食後又服二十丸又取烏梅十顆以水二小升煮之數沸取湯下前件丸藥如無烏梅以小麥子二升煮取汁替亦得〇案原脫替字據宋本熙寧本補

又方

黄連一斤吴者去毛○案原脱吴者兩字據醫心方本作吴得兩字據宋本補麥門冬五兩去心

右二味擣篩以生地黄汁栝樓根汁牛乳各三合和頓爲丸如梧子一服二十五丸飲下日再服漸漸加至三十丸若不頓爲丸但宿即不相著也消渴及小便多並是虛熱但冷將息即差前件三方崔氏本方中此屬更有一方用栝樓黄連者故云前件三方○行準十案此注文蓋林億等所加並是冷補空腹服恐少腹下冷常喫少許食服之大好忌猪肉蕪荑

療消渴無比方

土瓜根八兩苦參粉三兩黄連五兩去毛鹿茸三兩炙栝樓三兩雞膍胵黄皮三十具熬○案膍原作胜據醫心方本改又此藥原在白龍骨下據宋本移此

雄雞腸三具　牡蠣熬五兩　白石脂研三兩　甘草炙三兩　黄耆三兩

桑螵蛸三七枚炙　白龍骨研五兩

右一十三味擣篩爲散一服方寸匕日再服夜一服以

後藥下之

竹根十兩　麥門冬去心四兩　石膏四兩碎之綿裹（〇案原脱碎至裹四字據宋本還字）

（本補）甘李根白皮三兩

右四味以水一斗二升煮取三升五合以下前件散藥

如雞服可取此藥汁和丸一服六十丸仍還用此藥汁

下之忌猪肉海藻菘菜（外臺卷十一葉二十六至二十七下）

諸瘧

療瘧會稽賴公常山湯方

常山三兩 石膏八兩碎綿裹 甘竹葉切一把 糯米一百粒

右四味切以水八升明旦欲服令晚漬於銅器中露置星月下高淨處横刀其上向明取藥於病人房門前於銅器裏緩火煎取三升分三服日欲出一服臨發又一服若即定之不須後服取藥滓石膏裹置心上餘四分置左右手足心甚驗忌生葱生菜 外臺卷五 葉六下

療瘧常山丸方 裴右庶選

常山四分 青木香四分 兩者 蜀漆一分 牡蠣二分熬 原作蝦蠣據此字 ○案熬 大黃二分 本改 烏梅一分熬 丹砂二分研 豉二分熬 知母二分 鼈甲

吳二分 麻黃一分去節

右十一味擣篩蜜和為丸如梧子未發前粥飲服五丸

訖微吐後須臾任食至欲發更服十丸忌莧菜生血物

生葱生菜油膩外臺卷五葉七上右方亦出延年云崔氏同

療瘧雞子常山丸方

取雞子一枚斷者□案原脫者字據醫事本補開頭出黃及白令

盡置小鐺子中又取常山細末量滿前空殼又傾鐺

子中又量白蜜還令滿殼後傾鐺子中三味同攪微

火煎之勻停手微捻可丸則停火捻子大病人午時

發巳時服三十丸欲至發時又服三十丸用飲汁下

嗽欬吐任吐之次前服訖更不發者不須服之後禁脂
膩油麵生菜瓜果七日　此方勅賜喬將軍服之立効外臺
卷五葉八（七崔）右方原出必効云崔氏同

蜀漆丸主嶺南瘴氣發乍熱乍冷積勞似瘧皆主之方
蜀漆　知母　升麻　白薇　地骨皮　麥門冬各五
分　烏梅肉　鼈甲炙　葳蕤各四分　石膏八分　甘草三分炙
常山六分　豆豉一合熬
右十三味擣篩為末蜜和丸如梧子大飲下十丸日再
服加至二十丸此方用無不差加光明砂一兩神良忌
海藻菘菜人莧生葱生菜外臺卷五葉二十上右方原出延年云崔氏同

瘧疾縱久遠者不過五六服以來亦差常山散方

常山三兩　乾漆三兩熬令煙盡　牡蠣一兩半熬　桂心二兩○案原作三兩據宋本改

尊本橘皮二兩　杏人二兩去皮尖熬

右六味擣篩為散一服方寸匕先發熱飲和服若先寒清酒和服之時取未發前一食頃服之兼日唯須晚食七日內慎如藥法忌生葱生菜等外臺卷五葉二十九至三十

瘧一切瘧大黃丸方

大黃三兩　朴消二兩　巴豆一兩去皮熬令黑研如泥

右三味擣篩大黃朴消然內巴豆○案然下原有後字據宋本刪以蜜和擣二千杵丸如梧桐子大米飲下兩丸日二服不斷

再服即差忌蘆笋野豬肉等物外臺卷五葉三十三右方原未有卷數

書瘧法

平旦日未出時閉氣書之先書額上則戴九天次書兩手心作把九江又書背上從右胛骨下〇案胛原作脾據宋本改向左分作兩行書之一書後法南山有一木木下不流水水中有一魚三頭九尾不食五穀唯噉瘧鬼急急如律令

又書兩膝心下作後九江

右以前法既不損人又無不差者其有一度書不甚差可更書之書符必不得脫錯點不可重點畫不成

也又句食五辛書瘧法故州滿上人傳云妙不可道

以下二法余用俱效。案自書瘧法以下原作注文今據宋本改大書

又法

令所患人未發前面南北眠頭向南五心并額及舌

上七處閉氣書鬼字則差隨意任東西

又法

總書八行其下七行一準前行通而為八山題子山

題子山題子山題子準前計更有七行通前為八行此

符厭瘧鬼一去千里外急急如律令某年某月某州

某縣某鄉某里姓名牒姓名則所患之人也右以手

把符勿開，男左女右，待過時久，然後任開其符，仍以火燒卻。

咒瘧法

候病者發日，日未出時，自執一石於水濱，一氣咒云：智智團團，行路乳雞，捉取瘧鬼，送與河官，急急如律令。即投石沈於水中，勿反顧而去。外臺卷五第三十七至三十八下

心腹痛

療心痛與冷氣痛者特相宜烏頭丸方

烏頭炮，三兩　附子炮，三兩　赤石脂三兩　蜀椒二兩，去目及閉口者，汗　○案原作二兩出汗，脫去至者六字，據宋本熙寧本改刪補　桂心二兩　乾薑二兩

右六物擣篩，蜜和爲丸，痛發時溫清酒服三丸，如梧子

覺至痛處，痛則止，若不止，加至五六丸，以知爲度。若早

朝服無所覺，至午時又服三丸，暝又服三丸。○案原脫暝至九

五字據宋本影宋本補此方丹陽有隱士出山云得華他法，其療

略同他云。○案原脫他云兩字，據影宋本補若久心痛，每旦服三丸，稍

加至十丸，盡一劑，遂終身不發。忌生葱、豬肉。外臺卷七葉八至九

療疰在心腹痛不可忍方

取東引桃枝，削去蒼皮，取白皮一握，以水二大升，煮

取半升，一服令盡，則差。如不差，更依前服之。無忌。

療心腹痛不可忍，似疰病者，或暴得惡疰，攪刺欲死，桃人

大黃湯

鬼箭羽二兩 桃人六十枚去皮尖兩人○案原脫兩人二字據宋本熙寧本補 鬼臼二兩去皮 前胡一兩 橘皮一兩 當歸二兩 生薑五兩 桂心二兩 柴胡一兩

朱砂一兩研湯成下○案原作二兩據宋本改 麝香一分研湯成下 朴消二兩研湯成下

大黃三兩麤切別浸湯欲熟內之○案別浸二字原在三兩下並脫麤切及湯至之七字據宋本熙寧本改補

右十三味切以水九升急火煮取三升溫分三服如人行相去六七里服但得快利三兩行必差忌生蔥生血物外臺卷七葉十上

寒疝

治寒疝心腹脅引痛諸藥不可近者蜜煎烏頭主之

以烏頭五枚大者去芒角及皮四破以白蜜一斤煎令透潤取出焙乾搗篩又以熟蜜丸冷鹽湯吞下二十丸如梧子永除

又法

用烏頭蜜汁以桂枝湯五合解之飲三合不知加五合其知者如醉以為中病大觀本艸卷十烏頭條圖經引葉十上

胃反

療食則吐或朝食夜吐名曰胃反或氣噎不飲食數年羸削唯飲水亦同此方朱霊感錄選

半夏六兩削去皮湯洗○案自削至洗五字據宋本延寧本補　人參三兩　生薑一兩　橘皮二兩　舂杵頭糠一升綿裹　牛涎一升　厚朴炙二兩　羚羊角三兩削

右八味切以水八升煮取三升分溫三服相去十里久欲嘔服者可至三劑一氣噎病去胃開不受食唯飲水水入吐出積年不差乃至於死人間多有此病此方救療有效忌羊肉餳粘食

華佗療胃反胃反為病朝食夜吐心下堅如杯往來寒熱吐逆不下食此為寒癖所作療之神效方

真珠　雄黃　丹砂以上各一兩研　朴消二兩　乾薑十累

右五味擣篩蜜丸先食服如梧子二丸小煩者飲水則

解之忌生血物一方有桂心一兩外甚 卷八葉三十至三十一

風瘮

療風瘮遍身方

麻黃去節 生薑各三兩 防風二兩 芎藭 芍藥 當歸 蒺

藜子 甘草炙 獨活 烏喙 人參各一兩

右十一味切以水九升煮取二升八合絞去滓分溫三

服訖進粥食三日慎生冷酢滑猪肉冷水海藻菘菜外甚

卷十五葉四十一下

癮瘮。

取茵蔯蒿兩握以水一斗五升煮取七升以皂莢湯

先洗癧瘍令傷然後以湯洗之湯冷更溫洗可作三

四度洗隔日作佳不然恐痛難忍 外臺卷十五 葉五十一上

方

白癜風

療白癜風神效方 劉秘監録送

雌黃細研七分 木蘭皮 白朮各八分 苦參 芎藭 麻黃

去節 山茱萸 甘草炙 狗脊 枳實炙四分各 秦艽 沙參

細辛 牛膝 白斂 人參 當歸 薯蕷 白芷

各五分 防風 附子炮 枲耳子各六分

右二十二味擣篩為散酒服方寸匕日一再漸漸加至二

匕忌生葱菜海藻菘菜猪肉桃李雀肉等外臺卷十五葉五十三下

眼

療三五十年眼赤并胎赤方西域法

生烏麻油半雞子許著銅器中以細蝸石磨之使述述不能研乃止熟艾三卄杏人一卄去尖皮黃連一兩雞糞一卄塩一合亂頭髮如半桃許大

右七味穿一坑口案原作坑擴照宋本改其形如瓶口小裏大燒使乾別開一小風孔以前藥并艾等一重重布著坑内狀如灸炷以火燒之將前所磨銅器以蓋坑口煙盡收取銅器上脂煙傅眼眥瘡上欲卧時著胎赤三十五十年者不過三兩日差忌猪肉

又方

胡粉六分　蕤人四分

右二味，先研蕤人使碎，内胡粉中更熟研，又搗生麻子為燭然○案：原作燃，據宋本改。使著，別取豬肪於燭燄上燒，使脂流下滴入蕤人胡粉中，更研攪使均。沈錫以綿纏細杖子內藥內承軟，點眼兩眥，藥須臾冷，還於麻燭上燒而用之。

療積年赤眼方

取古字錢四十九文重著，又取石鹽末填心孔中，令滿，以五月五日中於石上用烈炭火燒令極赤，然後入肉一升醶酢中，以傾覆肉，用四十九重紙封一日，去一重，去盡，然後用一黍米大點眼眥中，極效。（外臺卷二十一葉十一下至十二下）

療肝虛寒目䀮䀮，視物不明，䀮視生花，防風補煎方

防風　細辛（各二兩）　芎藭　白鮮皮　獨活（各三兩）　甘草（炙）　橘皮（去脈，各二兩）　大棗（二七枚，去核）　甘竹葉（切，一升）　蜜（五合）

右十味，切，以水一斗二升，煮取四升，去滓，下蜜，更煎兩沸，分為四服，日三，飲一服。若是五六月，燥器貯，冷水藏之。忌海藻、菘菜、生菜。（外臺卷二十一葉十八至十九）（右方原出刪繁方，崔氏同）

療雀目方

七月七日九月九日取地衣草淨洗陰乾末之酒和服方寸匕日三服一月即愈 外臺卷二十一葉二十五下

療瞖五十年不差方

貝齒一枚燒 豆豉三十枚 三年苦酒三升

右三味先漬貝齒三宿消盡乃内豉○紫乃熙 宋本作力 微火煎以膠取三合藥置筒中夜臥時著如小麥大於瞖頭明日以湯洗之十日愈

療眼中瞖少輕者方

取枸杞及車前子草分等手中熟挼使汁欲出又别取桑葉兩三重裹之懸於陰地經宿乃擣破桑葉取

汁細〻点目中不過三五度瞖自当爛

瞖如重者方

取楮白皮暴乾合作小繩子如麁釵脚許火燒作灰待冷随便以灰点瞖上不過三五度瞖自當爛〻張右

同選外其巻二十一葉二十七至二十八

療人眼熱冷膚肉瞖方

光明朱砂研一兩 石硇砂一兩各大秤研口 案原脱大秤二字據照宋本補 將漿水一大升

右三味以五月五日合置銅器中日暴使乾用刀子刮取以新帛裹之每夜眠時以草筵著一米許の 案原脱以草筵三

字據延寧本補安眠四背各一米盡一月間内外瞖者皆愈忌

生血物 外臺卷二十一 葉三十一上

療目淚出方

苦酒一斗 古錢一百五十文

右二味以苦酒漬錢微火煎取三升去錢濾取汁更煎

取七合漸漸點著眥中甚良

療目中煙淚出不得開即刺痛方

取石鹽如大豆許用内目中瞤瞤去鹽以冷水洗數

日差 外臺卷二十一 葉三十三下

耳

療耳聾方鄭少卿云頻用

波律膏一蜆殼無以大麻脂一合小黑中煎取一蜆殼替之 楓木脂半兩無以薰陸香替以乳頭香更佳 松脂研半兩 巴豆三七枚去皮熬研 蠟如彈丸大

右五味先擣松脂巴豆一千杵次下大麻油令熟丸如棗核大一頭尖通中作孔以綿裹塞耳數日一易更互塞之取差不得併塞 外臺卷二十二葉三至四上

菖蒲散療耳聾方。案廣濟方作療耳卒痛疼求死者方

菖蒲二兩 附子二兩炮。案廣濟作各一分

右二味擣篩以苦酒和丸如棗核許綿裹卧即塞耳中夜一易之十日有黃水出便差 外臺卷二十二葉四下 右方深師出備急方崔氏同

案廣濟作右二味以麻油和少許內耳中立差 [illegible]

療耳風聾牙關急不得開方

取八角附子二枚醶（醋酢）漬之二宿令潤徹削一頭内耳中灸上十四壯令氣通耳中即差 外臺卷二十二葉四右方大觀本草附方引之文稍異並錄於左

療耳聾風牙關急不得開方

取八角附子一枚酢漬之三宿令潤徹削一頭内耳中灸上十四壯令氣通耳中即差 大觀本草卷十葉三附子條

療虫入耳方

若甲虫入耳者以火照之手打木入向令損之即向明出之或蚰蜒諸虫入耳以酢灌之或麻油或人尿

亦佳或酢酪食更妙外臺卷二十二葉十五右方原未著卷數

療風氣聾及腰脚并耳鳴方

磁石十二兩碎綿裹○案磁原作慈並脱綿裹二字據照亭本改補　石上菖蒲四兩○案原脱上字據照亭本補　通草三兩　瞿麥二兩　山茱萸三兩　白朮三兩　獨活四兩　芎藭二兩　薯蕷三兩○案照亭本作署藥　甘草二兩炙　附子二兩炮　桂心三兩　生薑五兩　杏人二兩去皮尖熬碎　茯神二兩　人參　前胡各三兩　蔥白一升切　竹葉一握　石膏二兩碎綿裹○案原脱綿裹二字據照亭本補

右二十味切以水一斗四升煮取二升半去滓分三服宜向暮服之令盡慎如常法五日禁食羊肉外臺卷二十二葉十八右方未著卷數

鼻

療鼻中息肉不聞香臭方

燒礬石末以面脂和著鼻中數日息肉隨藥出外臺卷二十二葉二十上

右方未詳卷數

療鼻齆方

甘遂 通草 細辛 附子炮去一分

右四味擣末以白雄犬膽丸少許內鼻中辛熱涕出四五日愈○案本至愈八字據本書千金中下作差字餘同外臺卷二十二葉二十一下

耳

療耳疾方

烏頭 獨活 郁李根白皮各一兩

右三味切綿裹以好酒一大升半漬一宿緩火煎取一升去滓看冷熱漸含良久即吐却含取差齲痛不問風蟲無不差必須含吐之不可咽却也有毒恐傷人單用烏頭獨活亦差

又方

令患人所患牙齒掣宅東南桑枝一條教三姓人於桑枝灸三炷一炷咒之曰東方有蟲子不食五穀專食牙齒三姓灸齒痛齩蟲自然死一咒一再拜即令灸人患人等還□案令原作含據照亭本改不得迴頭更看之外臺

卷二十二葉二十六
右二方並未考數

療牙齒𪘐𪘐痛無問風蟲搖動齒斷腳宣露含此藥効其

斷便生方

取細柳枝捋去皮剉一升炒之內大豆一升和柳枝

更炒以豆炮聲盡於垍器盛之以清酒三升漬之經

三日含之頻吐即無妨兩劑無不愈其斷亦生 外臺卷二十二葉四十下

療牙齒挺出疼痛不可忍方

羊腎脂二合 泔澱二合 牛糞絞取汁一合 甘草半兩生用末之 青黛一[illegible]

大口棗原脫一棗大三字據遐年本補 熏黃半兩末

右六味相和銅器中微火煎五六沸取東引桃枝如筋大六枚以綿纏頭點取藥更互熱烙齒斷際隔日又烙之不過三度看好肉生以差乃止欲烙時淨刮齒牙根上然後為之不爾肉不生十餘日忌生冷酢酒肉陳臭一年禁油

療疳濕下蟲脫落剝唇穿破及不部侵蝕并痔䘌齒差療之方顧參軍授甘家秘之

青黛二兩 雄黃研 朱砂研 莨菪子熬 青礬石 黃礬石 白礬石並燒令汁盡 附子 杞 苦參 甘草炙 藜蘆炙 細辛 麝香研各一兩

右十三味擣篩爲散有前蟲疾稍稍著病上日二三溫蟲者以井花水平旦抄取半錢匕水中服之○集抄原作杪字據延慶本改集以薄綿裹如棗核許著蝕出蟲處日三差止下部中溫蟲蝕之以苦參甘草作湯和半錢匕灌之良外臺

卷二十二第四十四至四十五

脣

療緊脣方

取頭垢綿裹燒傅之

又方

取屠兒肉机上垢燒塗之○集机原作几據延慶本改

諸○瘿○

又方

燒人屎灰傅之

又方

馬芥亦名刺芥擣取汁日暴令濃先指破使血出以藥匕塗之亦療刺風 外臺卷二十二葉五十下

海藻散療諸瘿瘿方

海藻八兩洗去鹹汁 貝母二兩 土瓜根二分 小麥麴二分炒

右四味作散酒服方寸匕日三

又方

秫米三升依酒法炊○集秫原作秫據熙寧本改

右一味取圓葉白楊皮十兩去上蒼者揀勿令見風細
切以水五升煮取二升濃汁漬麴末五兩用前件秫米
依酒法釀之熟訖封塞一七日然後空腹服一大盞日
再服三日內即効神驗無比外臺卷二十三葉三上

療頸下卒結囊漸大欲成癭海藻酒方
海藻一斤去鹹 清酒二升
右二味以絹袋盛海藻酒漬春夏二日一服二合稍稍
含咽之日三酒盡更以酒二升漬飲之如前滓畧乾末服
方寸匕日三盡更作三劑佳外臺卷二十三葉一下右方原出肘後方崔氏同

療三十年癭疾已上六字據本書

小麥卅一

醇苦酒一升漬小麥令釋漉出暴燥復漬使苦酒盡暴麥燥擣篩以海藻三兩別擣以和麥末令調酒服方寸匕日三禁鹽生魚生菜豬肉（外臺卷二十三葉二右方　原出小品云崔氏療三十年癭疾）

凡小癭氣癭可差石癭不可治氣癭方

手足手撓癭令離項掐他勞切（口拏原脫他其下勞切三字據照宋本補）根脉斷愈一日一度掐易愈者七日如難差者三七日愈

又方

昆布洗二兩 海藻洗二兩 龍膽草一兩 馬刀炙半兩 海蛤研半兩

大黃一分 熏黃半兩

右七味擣篩丸如梧子大破除日以綿裹一丸含咽津

朝暮空腹服忌五辛豬肉

又方

海藻洗二兩

右一味以淳酒四升漬二宿濾去滓細細煖含咽之盡

即更造取差為度 外臺卷二十三葉七下至八上

咽瘡

療口咽咽內瘡痛欲失聲方

桂心二兩　杏人去皮尖熬一兩〇案原脫去皮尖三字又一兩原作二兩據熙寧本改補

蕪荑一兩〇案原作黃荑據宋本熙寧本改

右三味擣末合和綿裹含如杏人許咽汁消盡更含日三夜二忌膩食以外無忌〇案原脫以至忌四字據熙寧本補　外臺卷二十三葉二十三至二十四

胡臭

療胡臭有効方

先用泔清淨洗又用清酢漿水淨洗訖微揩使破取銅屑和釅酢熱揩之不過三四度差

又方

胡粉　銅青

右二味等分研以人乳和塗腋下若成瘡且停瘡差又塗以差為度 外臺卷二十三葉五十二上

五痔

論曰凡痔病有五若肛邊生肉如鼠乳出孔外時時膿血出者名牡痔也若肛邊腫痛生瘡者名酒痔也若肛邊有核痛及寒熱者名腸痔也若大便輒清血出者名血痔也若大便難肛良久肯入者名氣痔也此皆坐中寒濕或房室失節或醉飽過度所得當時不為患久久不差終禍因人別有大方今單行二要便宜依按用之 外臺卷二十六葉一上

療大便下出血此腸痔之疾宜服薤白湯方

薤白（切七合） 羊髓脂（一升）

右二味緩火煎令薤白黃去滓頓服盡未差更服即止得膿血與黃相和即差便可服後方　○案原脫便至方五字據宋本補

又方

白礬（燒汁盡） 附子（炮去皮） 乾姜（各一兩）

右三味擣篩蜜和飲服二九至三九日二服忌猪雞酒麪生冷魚油膩等　○案原脫忌至等十一字據宋本補　照宋本補　外臺卷二十六葉九

療患腸痔每大便常有血方

以蒲黃水服方寸匕日三差

又方

礬石熬 附子炮各一兩

右二味擣篩蜜丸如梧子服二丸酒下日三稍增百日永差不發忌猪肉冷水○案原脫忌至水五字據宋本此事本補

又方

以鯉（鰡）魚作鱠薑虀食之任性多少良○案肘後用鯉魚

又方

常食（用）鯔魚羹及蓝隨意任之○案肘後作常食鯽魚外臺卷二十六葉七至八右四方並出肘後前二方同後二方僻

療腸痔方

白薔薇根　枸杞根各二分暴乾

右二味擣篩為末服方寸匕日三五六日當更小腫是

中病至公傳將服勿止。案原脫至至止七字據宋本照事本補

又方

取枸杞根皮末飲服方寸匕日三亦可煮汁常飲外台卷二十六葉八右二方並出文仲云崔氏同

療腸痔方

以穀子燒末傳之深者導之

又方

擣槐白皮作屑粉以導之

又方

以葛蔓燒灰礬石熬和為粉粉之 外臺卷二十六葉八至九右三方並出備急云崔氏同

痞痔方

雀林草一大握粗切

右一味以水二大升煮取一升頓服盡三日重作一劑無不差者

又方

取駱駝頷下毛燒作灰可取半雞子大酒和頓服之 外臺卷二十六葉十一至十二

療痔神方

以七月七日多採槐子熟擣取汁重綿絞内銅器中盛庭中高門上暴之二十日以上煎成取如鼠糞大内穀道中日三亦主瘻及百種瘡外臺卷二十六葉十一右方見

出千金云崔氏同

療痔下部痒痛如蟲齧方

胡粉　水銀

右二味以棗膏調勻綿裹夜臥内穀道中導之効

又方

以莨菪子熬令黄黑末　以雞子黄和塗之

又方

以杏人熬令黑擣取膏塗之

又方

以蝟皮燒灰傅之又獺肝燒擣散服之

又方

以溫湯令熱〇擧原作湯溫據宋本延寧本改內少礬石以洗之良

外臺卷二十六葉十五至十六右並亦引出附後云崔氏同

療痔下部如蟲齧方

擣桃葉一斛蒸之令熱內小口器中以布蓋上坐之

蟲死即差

又方

掘地作小坑燒令赤以酒沃中擣吳茱萸三升內中及熱以板覆上開一小孔以下部坐上冷乃下不過三度即差

又方

以小豆一升好苦酒五升煮豆令熟出曝乾復內令酒盡止擣末以酒服方寸匕日三

又方

以豬椒子一升酒一升漬經五日稍稍飲一日令盡佳

外臺卷二十六葉十九又至十七

右四方並出文仲云崔氏同

療大便急患下血或至一升數合而少血色此是内傷風冷積年多發作痔方

大黃五分 甘遂三分 黃芩二分 乾姜 附子四分炮 桃人三七枚去皮尖 葱白七莖

右七味以水六升煮取一升半先服半升藥稍安又服半升須臾血發又服半升未斷候發日再作不過三劑

禁忌豬肉等

又方

煮桃皮李皮萹蓄苦參取汁漬之大佳外臺卷二十六葉十七上

療大便血風冷積年多發作痔方

療大便血風次積年多發作痔方

燒槐葉灰淋汁煎熱洗之三五度佳 外臺卷二十六葉十七右方第

出備急方崔氏同

灸痔法

以繩圍病者項令兩頭相拄展繩從大椎正中量之垂繩一頭當脊正下以墨點訖又量病者口兩吻頭接繩頭正下復點之又量病者口吻兩前便中屈繩接前口吻繩頭正下復點之並使相當形三處並下火重者各五百壯輕者三百壯即愈

又法

令病者平坐解衣以繩當脊大椎骨中向下量至尾株骨尖頭訖再折繩更從尾株尖頭向上量當繩頭即下火（口案即下火原作正下即照之五字據此章末改）萬歲州初灸至一百壯得差後三年復發又灸之便斷兼療腰腳（外臺卷二十六葉十七至十八上）

諸淋

療淋散方

石韋（洗刮去毛） 大蟲魄（研）一兩 滑石（一兩半） 當歸 芍藥 黃芩 冬葵子 瞿麥（各一兩） 亂髮（三團如雞子大燒灰） 茯苓（一兩半）

右十味擣篩為散服方寸匕日二服忌酒麵炙肉油膩

蒜鱠酢及熱物等。案原脱忌至等十四字據北宋本補 外臺卷二十七葉七上

地膚湯療下焦諸結熱，小便赤黄數起，出少大痛，或便血

者。案原脱者字，據北宋本補 温病後餘熱及霍亂後當風取熱過度

飲酒房勞及步行冒熱，冷飲逐熱，熱結下焦，及散石熱動

關格。案散下石原作亂，據北宋本改 少腹堅，胞脹如斗大，諸淋服之即

通方

地膚草三兩 知母 猪苓去皮 瞿麦 黄芩 升麻 通草各二兩 海藻一兩 葵子一升 枳实二兩，炙

右十味，切，以水九升煮取三升，分爲三服。大小行皆閉

者。案行原作便，據北宋本改 加大黄三兩。婦人房勞，腎中有熱，小

便難不利腹滿痛脈沉細者加猪腎一具若加腎加水一斗半煮取一斗內藥亂〇案自若至亂十五字據本書又案並原作若加猪腎先以水一斗半煮取一斗內藥二兩令據醫方本刪改

外臺卷二十七葉四至五右方原出小品云崔氏同

療石淋方

浮石取滿一手擣為末以水三升苦酒一升煮取二升澄清溫服一升不過再服石即便出〇案原脫便字據醫方本補

外臺卷二十七葉十一右方原出小品云崔氏同

大小便不通

療大便不通方丈夫婦人同〇案原脫丈至同五字據醫方本補

菖蒲末石鹽末各二兩〇案原脫各二兩三字據醫方本補

右二味相和取半匕和烏麻脂少許綿裹内下部中即通

又方

猪脂一升温酒一服令盡良外臺卷二十七葉二十三上

療小便不通方

取棗黄如豆許末之内小孔中神良

又方

桑根白皮　猪苓去皮　通草各二兩

又方

雞屎白如彈丸以苦酒和服即下不過三四服佳一本

云療淋口　案此宋本无服佳兩字及无一字

又方

灸大拇指奇間有青脈針挑血出灸三壯愈　外臺卷二十七葉三十一上

尿血

療卒傷熱行來尿血方

大黃末　芒硝末各半匕

右二味冷水和頓服之立止三日內禁如藥法　外臺卷二十七葉三十七上

中惡

療卒中惡氣絶方

取真珠書舌作鬼字額上亦書之大良〇案原作取真珠研末書鬼字于舌上額上亦書鬼字驗據巡本改

又方

灸右肩高骨上隨年壯良〇案原脫良字據巡本以外臺卷二十八葉三至四

亦療中惡〇案四字據本書

取葱中央心〇案原脫中央心三字據巡本補剌鼻令入七八寸

無苦〇案原作剌鼻令入數寸絡使目中出血據巡本改使目中血出乃佳

一云耳中血出佳此扁鵲法已上肘後外臺卷二十八葉五

卒魘

主卒魘方

以甑帶左索縛其肘後男左女右用餘稍急絞之又縛牀腳乃詰問其故

崔氏云（行準案三字疑後人所添）療卒狂鬼語方以甑帶急合縛兩手大指便灸左右脅下屈肘頭尖各七壯須臾鬼語自道姓名乞去徐詰乃解其手（外臺卷二十八葉十三右二方無卷數）

鬼擊

倉公散方

特生礜石（燒半日研）　皂莢（炙去皮子）　雄黃（研）　藜蘆（熬）

右四味等分搗爲末主療卒鬼擊鬼排鬼刺心腹痛下

血便死不知人及卧魘嚙脚踵不覺者諸惡毒氣病取
葱散納大豆許以管吹入鼻中得嚏則氣通便活若未
嚏復更吹之得嚏為度此藥能起死人方 ○案原脱方字據鄭轉本
補漢文帝太倉令淳于意方此以療尸蹶 ○案原作以上方療
凡前病痾照寧本改深勝餘方所用諸疾別不若玉壺等方 ○案原作
若別疾不若玉壺丸等法據照寧本改
外臺卷二十八葉十六下右方原書刪絜

尸厥

論曰凡尸厥為病脉動而形無所知陽脉下隊陰脉上爭
榮衛不通其狀如死而猶微有息其息不常人乃不知欲
殯斂者 ○案斂原作殮據照寧本改 療之方

瘀尸厥方〇案原作肘後又方據輿寧本改
熨其兩脅下又取竈中
墨如彈丸〇案原脫又字寫原作好
搗〇輿寧本改以漿小和飲之〇案
以原作大據輿寧本改須臾三四度
也〇案原脫須至也六字據輿寧本補以竹
管吹其耳中〇案以上原有更字以下原脫竹字吹下原脫其字並據輿寧本補令
三四人更互吹之又取梁
上塵如小豆許竹管吹入
鼻孔中〇案原脫又至中十六字據輿寧本補
補 外臺卷二十八第十八
右方原在備急云者後同
在此方據
輿寧本移

急可以蘆管吹其兩耳極乏以氣吹之立起若人氣

極別可易人吹之〇案原脫別字據輿寧本補 外臺卷二十八第十九上

代指

論曰代指者是五藏之氣使然流注於十二源經脈熱衝

手指不還即代指也

當取熱湯急漬之即出便滿七度便以冷水中浸之

訖又復浸之如此三度即塗羊膽愈未成膿此方甚

効或以豬膽盛代指纏之差本方云漬訖封桂末便愈〇案原脫云下原脫

漬字訖下原有乾字並據輿寧本刪補 外臺卷二十九第四十四下

疣目

疣目方

取月晝日平旦井花水月生一日煮作湯竈突北面南向洗呪曰日晝水月初湯竈突北千疣死百疣亡凡七度洗及呪甚良

又方

先布紙一張於床上即以筆點疣一下還點紙一下無問多少皆一一點每點即呪曰紙亦爛疣亦散點一遍訖乃深埋點紙於屋溜下久當疣散

又方

以蜘蛛網絲纏之自落良

又方

盜取一酘酒醅以摩疣上〇棄醅棄作醋咒曰疣疣擲壁醫本段下同不知羞一酘醅洗你頭急急如律令滿七遍久即自愈外臺卷二十九葉五十上至下

毒腫瘰癧

大五香湯療毒氣苦肌肉中腫痛結脉〻熱如瘰癧痛不可近急者數日殺人苦心煩悶便當急速與湯并以淳薄脉腫上方

青木香　雞舌香　沉香　升麻各五分　藿香　犀角屑　吳茱萸　桂心　麻黄　甘草炙各三分　薰陸香四分　細辛二分

右十二味㕮咀以水七升煮取二升分三服不差復合若畜〻惡心加附子中形者一枚炮令坼八破用忌生

冷菘菜海藻猪肉冷水生菜五辛

五香湯療毒腫瘰癧方

麝香研 青木香 雞舌香 藿香 薰陸香 當歸

黄芩 升麻 芒硝各三分 大黄五分

右十味㕮咀以水六升煮取二升去滓内硝分二服相

去如人行七八里再服諸卒尸注惡氣亦療 外臺卷二十三葉三十三

十二至三十三

九瘻

療九種瘻方

芫青二十枚去足翅熬 地膽十枚去足羽熬 斑猫三十枚準上 生犀如棗核大

屑牛黃棗核吳公一枚肥大者折取 大蜈蚣一寸半微火熬 豉心四十九粒 口案原脫

右 心字據巡寧本補 大豆黃卷一百枚 生用

右八味擣篩蜜丸如梧子初欲服藥少夜食明旦飲服

二丸須臾可煮所漿等粥稍稍冷飲之其瘧蟲有形狀

皆從小便出至日西甚虛悶可煮葱湯冷飲蔓菁菜羹糟食

之其餘脂膩醋脯酉月一切口味○案一切巡寧本作一名 五辛果子之

類並不得食人強隔日一服人弱兩日一服以藥以瘥

差爲度若差仍作二十日許將息藥勢若豫合勿

使斷絶藥氣不歇將息便不須服忌豬肉冷水 口案原脫忌至

水五字據巡寧本補 外臺卷二十三葉四十三上下

療瘻方

槲白皮切取五升

右一味以水八升煮令泣泣絞去滓重煎令成膏日服

半夫漸加至一夫許亦著瘡上無忌患瘡唯宜煮飯苜

蓿塩醬又不得多食之外臺卷二十三葉四十七下

癰疽

蛇銜膏療癰腫瘀血產後血積耳目暗等牛領馬鞍瘡方

蛇銜一兩 大黃 附子去黑皮 芍藥 當歸 細辛 黃

芩 大戟 椒去月刀行汗案月疑目之誤 莽草 獨活各一兩

薤白十四莖

右十二味並切之以苦酒淹之一宿以不中水成煉豬膏二升煎銜藤一兩合膏煎名龍銜膏今又有龍草似蚍銜而葉大耳亦有取其根合煎者亦名龍銜膏（外台卷二十四葉二十九至三十右方）（原在第二卷中今移入本卷）

療發背及諸瘡久不差有効方

先以甘草湯洗瘡裛拭極乾（原脱裛字據心方補）乃嚼胡麻傅上乾即易從旦至日西去胡麻更取黄連末滑石末中半相和以傅瘡上數數易明日又依前傅胡麻及黄連等末更不須洗瘡不過六七日即差

連翹湯療患瘡腫而渴方

連翹 蜀升麻二两 黄芩三两 枳实炙二两 乾藍三两 芍藥二两 玄参二两 白歛二两 甘草炙二两 羚羊角屑二两 通草二两 黄耆二两 大黄三两

右十三味，切，以水八升，煮取二升半，分三服，利一两行後更服，去大黄、乾藍，下不利，忌海藻、菘菜。出第四卷中

犀角飲子方

犀角屑三两 羚羊角屑三两

右二味，以水八升，煮取三升，渴下飲，尽更作之，時熱恐壞，著井底甚妙。

五香連翹湯 療惡瘡熱毒腫，恐惡毒氣入腹，兼取利以洩

毒氣方

連翹三兩蜀升麻二兩薰陸香二兩淡竹瀝一升麝香一分研

青木香二兩丁香一兩獨活二兩寄生三兩射干二兩甘草二兩

沈香一兩大黃四兩水一升別漬

右十四味切以水一斗煮取二升半絞去滓然後內大

黃朴消竹瀝更煮一兩沸去滓內麝香分溫三服〻別

相去如人行十里久以得利一二行為度慎雞豬魚蒜

生冷酢滑油膩麵食小豆五辛蕪荑等外臺卷二十四葉四十五至四〻

六十

腹中疞痛煩毒不安或脹滿不思飲食小便澀此病多是

腸癰人多不識婦人產後虛熱者多成斯病縱非癰疽疑

是便服此藥無他損也

薏苡人一升 牡丹皮 桃人各三兩 瓜瓣人二升 芒消二兩

右五味㕮咀以水六升煮取二升分再服千金方卷二十三葉十三

右方原據宋臣校注得校注云崔氏有芒消二兩云腹中痛云云 又案千金原方四味今并芒消故改五味

惟芒消例多湯成下今云㕮咀殊未妥惟無他文可證故仍之

蚘諸蟲

療蚘蟲方

取繰蚕蛹汁空腹飲之良若非繰絲時即須收蛹暴乾患者搗篩取意斟酌多少和粥飲服之

又方

波斯鶻𧓍三兩○案原脱波斯二字，據宋本、熙寧本補

右一味擣散，以肥豬羊肉，但得一色，以葱豉爲臛汁，無旦空腹服○案熙寧本無腹字以臛汁和一方寸匕頓服，稍多飲臛汁佳。若不能散服，即以蜜和爲丸，如梧子，一服十九還以此臛汁下之。假令明旦服，令日未欲即勿食○案未欲原作暮字，據熙寧本改明旦服藥訖，還至巳時爲佳。要服此丸散使盡已後三十日，勿雜食，永差。外臺卷二十六葉四十至四十一上

療白蟲諸方不差方

取石榴東引根，令患人以手大指與第三指滿握一

揑○案：滿下原脫揑字，據醫心方本補。兩頭出者搃留之又取乾脯肥者如手大一片細剉以水四升漬之一宿明旦煮取一升去滓分三服如人行十里久每欲服先嚼脯一片然後飲藥并令人以手捻所患人腹令藥易宣都服了有頃當日便出出○案：日原作自，據醫心方本改。服藥以月一至五日以前旦出頭向上服之得力無問多少皆得出盡若難出未盡更合一劑永愈

又方

東引茱萸根一大握切 麻子一升半大升

右二味先擣麻子極碎又盆中熟研以水一大升更和

研絞取濃汁以浸茱萸根一宿明旦煮一兩三沸頓服以

不頓服分再服至如明旦欲服藥○集原脫如字今據四庫本補今日

午後便不得食仍須先嚼一片肥乾脯嚥汁然後服藥

服一劑去蟲不盡停一日更作服一劑永差以一月日

勿食脂膩魚肉曲麴外臺卷二十六葉四十四至四十五

療白蟲方

取榧子一百枚去皮火然啖之○然火四庫本作只能食盡

佳不能者但啖五十枚亦得經宿蟲消自下無忌外臺

卷二十六葉四十四上右方原出救急云崔氏同

狐刺

瘭狐刺方

取好豉心以竹為限但覺被刺即熟嚼豉以薄之少頃看豉中當見毛不見又速嚼豉數薄之以盡連夜勿絕○案原脫連字據幽亭本補但以毛盡為然

又方

熟搗杏人○案熟原作熱據幽亭本改細研煮一兩沸承熱以浸刺處數數易之大良外臺卷二十九葉二十九至三十右二方並未著卷數今移此

瘭狐尿刺人腫痛欲死方

以熱桑柴灰汁漬之冷復易永差外臺卷二十九葉二十九下右方原出肘後云崔氏同

湯火

卒被火燒苦劇悶絶不識人方

取新熱小便飲一升及冷水和蜜飲之口噤不開者可拗開灌之甚悶暑然以療外乃善 外臺卷二十九葉三十二下右

方出集驗 云得崔氏同

療湯火瘡無問大小秘要方

取狗毛碎剪烊膠和之以廻封瘡上一封之後比至痂落亦不痛 外臺卷二十九葉三十五下

療湯火瘡無問大小秘要方

新熱牛屎塗之良 外臺卷二十九葉三十五下 右方出文仲云崔氏同

療湯火瘡無問大小秘要方

取粟熬令焦黑投水中攪之良久澄取汁重煎如糖以敷瘡上並滅瘢外臺卷二十九葉三十五至三十六上右方原出救急云崔氏同

漆瘡

療漆瘡方

頻以鹽湯洗之大良

又方

以馬尿洗之差止外臺卷二十九葉三十九上下右二方亦未本卷數今入此卷

療漆瘡方

取蓮葉乾者一斤以水一斗煮取五升洗瘡上日再

外臺卷二十九葉三十八下
右方原出删繁云崔氏同

療漆瘡方

擣韭根以泥塗之煮韭葉洗之佳 外臺卷二十九葉三十九下右方原出備急云崔氏同

月蝕瘡

療大人小兒卒得月蝕瘡方

於月望夕取兔矢仍內蝦蟇腹中合燒為灰末以敷瘡上差止 外臺卷二十九葉四十二右方原出肘後云崔氏同

療月蝕瘡方

救月蝕鼓皮如手許大一片以苦酒三升漬一宿以

塗瘡上或云燒作灰脂和敷之

又方

虎頭骨二兩碎 浮萍屑一兩

右二味以猪脂一斤煎取骨黄成膏以塗瘡上

又方

茱萸根 地榆根 薔薇根

右三味各等分爲散作湯洗瘡取藥粉瘡上○案粉原作塗據邈常本改日三

又方

然燭照瘡使燭熱氣相及瘡即愈外臺卷二十九葉四十二至四十三

右四方並出集驗方崔氏同

甲疽

夫甲疽之為病，或因割甲傷肌，或因甲長侵肉，成瘡腫痛，復緣靴窄研損，四邊腫焮，黄水出，侵淫相染，五指俱爛，漸漸引上脚趺，泡漿四邊起，如火燒瘡，日夜倍增，萬醫所不能療之方

緑礬石五兩，形色似朴消而緑色

右一味，置於鐵版上，聚炭封之，以囊袋吹令火熾，即沸流出，色赤如融金，看沸定汁盡，去火，待冷收取，接為末，色似黄丹。先以鹽湯洗瘡，拭乾，用散敷瘡上，唯多為佳。

藥著訖以軟帛纏裹〇案帛原作綿，據熙寧本改。當日即汁斷瘡乾。若患急痛，即塗少酥令潤。每日一遍，塩湯洗濯，有膿處則洗使淨，其痂乾處不須近。每洗訖，數藥如初。似急痛即塗酥〇案熙寧本作穌。五六日即覺瘡上痂漸剝起，但依前洗數藥。十日即瘡漸漸總剝痂落，軟處或更生白膿泡，即搽破數藥，自然總差，神驗無比。刑部張侍郎親嬰此病，卧經六十餘日，困頓不復可言，在京衆醫並經造問，皆隨意處方，了無効驗，唯此法得効如神，今故録之，以貽好事者。外臺卷二十九葉四十五至四十六上，大觀本草卷三礬石條圖經引葉十三上，文大同，僅數處文字小異，今不復録。

丁腫

凡是丁腫用之齊州榮姥方後方

白薑石二十五兩 牡蠣十兩 枸杞根白皮四兩 茯苓三兩

右四味细篩合和先取新枸杞根切六升水一斗半煮取五升去滓内狗屎二升攪令調匀澄取清和前藥熟擣捻作餅子陰乾取兩刃針當頭直刺瘡痛徹拔出刮取藥末塞孔中拔針出即内藥勿令歇氣并遍封瘡上頭即腫起針挑根出重者半日以上即出或已消爛挑根不出自差勿憂之其病在内者外當有腫相應並皆惡六發熱疑有瘡者以水半盞刮取藥如梧子五枚和

服之日夜三四服外自消也若須根出服藥後一日以上以雞羽剔吐出根從不出根亦自消爛在外者亦日夜三四遍敷藥○案遐亭本无四字根出以常數勿休生肉易差若犯者取枸杞根切三升以水五升煮取三升去滓研棗一錢匕和枸杞汁一盞服之日二三服并單飲冷枸杞汁一二盞○案原作三盞據遐亭本改孫佳外臺卷三十葉十五至十六右方原出千金云崔氏同

療丁腫

單用白薑石末和雞子清傅之丁自出亂髮燒灰亦善大觀本草卷五薑石條圖經引葉三十下

蠱腫

五香湯療蠱腫方

麝香研　青木香　雞舌香　藿香　薰陸香　當歸　黃芩　升麻　芒硝各三分　大黃四分

右十味切以水六升煮取二升去滓入芒硝令烊分為二服相去六七里久亦療諸疰尸注惡氣也

療惡腫犀角湯方

薰陸香　青木香　雞舌香　藿香　犀角各二分屑　沉香二分　升麻七分

右七味切以水六升煮取二升半去滓分三服其間消

息以意量之毒腫不然者腫殺人也○業系脱毒至也九字據巡寧本補

烏膏療一切瘡引膿生肌殺瘡中虫方

烏麻油一升清者 生黄丹二兩羅之 薰陸香一兩亂者頭末 松脂半兩○業系脱末字據巡寧本補 末 蠟半兩鍊淨以上並大升大兩○業系脱末字又脱鍊至兩九字據巡寧本補又蠟巡寧本並作臘下同

右五味先空煎油三分減一傾待冷次内黄丹更上火緩煎又三分減一又傾冷次内薰陸香末不冷即恐溢沸出並候香消盡次下松脂及蠟看膏稍稠即以點鐵物上試之斟酌硬軟適中乃罷先問所患瘡之熱即減薰陸及松脂若瘡久不差此消於冷依方煎之其貼杖

瘡者油若一升地黄汁半合黄丹二大兩蠟一小兩餘

準上法此膏不須硬外臺卷三十葉二十五至二十六 右三方並出[illegible]卷[illegible]中

魚臍瘡

療魚臍毒瘡腫方

瘡初生之時頭白如黍米許大當中黑如蟻四畔赤

至四五日之後疾痛不可忍似潰不潰雖至潰破膿

出迴轉還滿疾痛不止者便是其候取獺屎以水和

封腫處及瘡上即得膿出止痛消腫其口味與患丁

腫同必至差莫浪雜犯觸□案原脫必至觸八字據函寧本補

又方

取瞿麥和生油熟擣塗之亦佳外臺卷三十葉三十至三十一右方本草

附方引之文稍異录如左

治魚臍瘡毒腫

瞿麥案二字原无以臆補燒灰和油傅於腫上甚佳大觀本艸卷八葉二十五下瞿麥條

附方引

預養水蛭咽瘡法文缺大觀本草卷二十二水蛭條陳藏器及圖經並言崔氏有預取水蛭以防瘡魚之說惜未著其法於篇也葉十八

丹毒

論曰丹毒一名天火肉中忽有赤如丹塗大者如手掌甚者竟身痒微腫又白丹肉中起痒痛微虛腫如吹癮瘮起

亦有雞冠丹，赤起，大者如錢，小者如麻豆粒，如雞冠上澀。一名茱萸火丹。有水丹，由體熱遇水濕搏之結丹，晃晃黃赤色，如有水在中，喜著股及陰處。此雖小疾，不治令人至死。療之皆用升麻膏方。

升麻 白薇 漏蘆 連翹 芒硝各二兩 黃芩 蛇銜 枳實各三兩 梔子二十枚 蒴藋四兩○案：蒴藋原作藋，據遼寧本補

右十味，擣碎令細細然○案：原脫細然二字，據遼寧本補，以水三升漬半日，豬脂五升煎之，候水竭氣去滓，乾器中收之。量取敷丹毒上，頻塗敷之，以差止。丹及熱瘡腫皆用之○案：丹上原有凡種二字，據遼寧本刪。效忌如常，內宜服漏蘆湯。外臺卷三十葉三十二至

三十三右方第出
千金云崔氏同

療丹毒或發背及諸腫方

取馬齒草熟擣敷之數ゝ易句佳若得藍澱和之更良

又方

以生羊牛肉貼數ゝ易之良

又方

鼠粘草根勿使見風及犬見洗去土熟擣以敷腫處
烝絞取汁飲之佳

又方

茺蔚草虵銜草慎火草相和熟擣敷之

又方

擣鯽魚敷之數々易之良本方云悉鯽魚傅之○案原脱本至之八字據延寧本補　外甚志三十葉三十五至三十六上

瘑瘡

瘰癧積年不差瘡汁浸回畔好肉後更成瘡々色赤黑痒不可耐搔之血汁出者方○案血原作並據延寧本改

黃連　黃蘗　豉心各三分擣爲末一方加蔓菁子加蔓菁子亦有加杏人者与黃連等分擣篩之

胡粉　水銀　油脂以上三物和之為泥

右六物若慮水銀不散可內掌中細々和唾研之自當

散訖然後攙胡粉等以塗瘡上仍取黃連末粉之必痛
多有黃汁著藥候汁徹即易之以差爲度 外臺卷三十 葉四十四上

癬

療乾濕癬方
取楮葉面著癬用匙背打葉葉碎即換可三四度換
即差亦可只用一葉唯熟打使極碎即裹之勿令碎
葉落即差

療乾癬積年痂厚搔之黃水出每逢陰雨即痒方
取巴豆肥者一枚炭火上燒之令脂出即於斧上以
指研之如杏蓺法□案蓺原作藝據熙寧本改以塗癬上薄敷之

不過一兩度便愈

瘰々乾癬諸治不差者方

但看癬頭有𤸽瘡于處即以小艾炷灸之差 外臺卷三十葉

四十八下

蠱傷

禁蛇法 蹠安滿所傳

有人被蛇螫者縱身不得自来但有報人至前使之

坐問被螫何處即面已地依左右䟽掐頭指內節一

節曲文頭側上仍心想口暗誦曰

囓蛇頭撥蛇目[illegible]蛇卿蹹蛇足訖則放前人去待極

遠然後後〻放所擒處即差

路安滿禁虵法

五月五日從門東刺向南三步九跡四方取氣訖重向南方取氣再切〻誦後咒文四十九遍於後任所行用其遮吒呵迦吒僧禁吒嚩斂吒虵毒蛇嚩斂嚴虵毒爛若欲誦咒時須在月建上立喚被螫人當前立定然後背足行七步仍頓足迴身向被螫人立擒指二所如了乃誦咒七遍即放所患者歸可一炊久放擒目也若不解咒虵致死乃放擒目誦云吾庭前有木而尺○（案：有，原作者，據此事本改）無拔鳳皇在上資斯速

出放汝去攝汝毒命寧收急急如律令　外臺卷四十葉三上下

療被虵螫驗方

生椒三兩　好豉四兩

右二味以人唾和搗令熟用薄傷處須臾即差

又方

取獨顆蒜截兩頭著螫處一頭大作艾炷灸之以此可愈未愈更灸以差爲度

又方

取狼牙草六月已前用葉已後用根生咬咀以葉裹煻火炮令熱用冷可易之

又方

取醋草熟擣以傅螫處○案傅原作敷據宋本改下同仍將膱幪頭裹之數易其醋草似初生短嫩苜蓿苗是

又方

取遠志嚼令碎以傅之并內一片子於所螫瘡孔中數易之外臺卷四十葉七上下

療蜈蚣螫人方

趂雄雞令走以雞觜氣呵之○案觜原作嘴呵原作阿據宋本迴第本改數易雞立差外臺卷四十葉十五上右方未有卷數

療蠼螋螫人方

取人參嚼以數痛處立差又以黃丹塗之一差

又方

濃煎桂心醋磨塗之立定

又方

滴蠟燭熱脂於螫處三兩度易之 外臺卷四十葉十七上

療蠍螫毒方

搗蒜塗之 外臺卷四十葉十五右 方原出廣濟云崔氏同

療蠍螫人方

溫湯浸之 外臺卷四十葉十七右 方原出備急云崔氏同

療蠼螋尿瘡瘠瘠然黃水出者方

取葉搗取汁以塗之

又方

煮甘草湯洗之

又方

嚼桂塗之

又方

絞馬屎汁洗之

又方

嚼麻子塗之

又方

令患人於日裏立側近作沸湯後取以淋患人影令
當所患瘡處六七度仍遣人熟嚼蒜以噴人患影中
患處口中餘蒜氣亦直噴患人瘡上愈 外其卷四十葉二十一至
二十二下

療溪毒方

取大蒜十枚合皮安皮熱灰中 ○案安下原脫皮字據[illegible]宋本補 炮
令熱刀切斷頭以桂所著毒處 外其卷四十葉三十一 右方原出千金云崔氏同

狂犬咬

療狂犬咬人方

凡被狂犬咬即急嚼去血急吐之勿錯嚥之然後擣

杏人和大蒜牙擣作餅子貼瘡上頓灸二七壯從此以後每日灸一兩壯貼杏人餅子灸之須要滿百日乃止百日内必莫使瘡差。案瘡字原刊空缺據宋本幽寧本補如無大蒜牙可單用杏人亦得狂狗咬人每至七日即合一發值至七日即須擣韭汁服一大合日更服之縱非至七日但一日兩日服一兩合。案但原作俱據宋本改大妙如冬月無可取韭根擣汁服之又三兩日取杏人一合擣碎熟研濾取汁和大蒜牙蔥無牙蔥骨亦可用熟蔥取一大盞汁又燒竹瀝一合以和杏人酪汁更煎一兩沸分三服一日使盡又取所咬犬腦以塗瘡

蜂真取 以麻油燒竹瀝和合以和杏人醋汁更
蠭牙兩滿和之服每日條再取兩三次蠟和塗瘡
大佳取大蠭牙齒末或大蠭皆脂塗之更佳○案更原作便
據熙寧本改

又方

以大蠭骨灰和杏人膏以塗之甚良外臺卷四十葉三十八至三十
九右二方未著卷數今入此卷

全漢三國六朝唐宋醫方 一 西夕室

纂要方卷六

欬嗽

三十年以來呷欬并療之方

莨菪子新者 南青木香真者 熏黄無石臭者

右三味等分擣篩為散以羊脂塗青紙一張以散藥著紙上卷裹之平旦空腹燒裹頭令烟出吸取十嚥日中時復吸十嚥日晚後吸十嚥七日內禁生冷醋滑三日則差

外臺卷九 葉十三上

治積年欬嗽喉中呀聲一發不得坐臥方

紫菀 桑根白皮 貝母 五味子 百部各五分

款冬花　皂角各四分　杏人各八分　蜈蚣二枚　麻黄二两　桑根白皮二两半○案以上宋臣詳按

右十一味，末之，蜜丸，飲服十丸，如梧子大，日再，稍加至二十丸。已上千金方　以煮棗湯送之。已上本書卷十八葉十五　千金方卷并宋臣按云崔氏無半夏射干乾薑橘皮蜜皆紫菀細辛白石英用麻黄二兩桑根白皮二兩半以煮棗湯送之故千金原云為十六味今據之改為十一味

療久欬不差熏法

款冬花

右一味，每旦取如雞子許，用少許蜜拌花使潤，内一升鐵鐺中，又用一瓷椀合鐺，椀底鑽一孔，孔内揷一小竹

筒無竹葦亦得其筒稍長作椀錯相合及插筒處皆麵
泥之勿令漏煙氣錯下著炭火少時款冬煙自從筒中
出則口含筒吸取煙嚥之如覺心中少悶須暫舉頭即
將指頭捻筒頭勿使漏煙氣吸煙使盡止凡如是三日
一度為之待至六日則飽食羊肉餺飥一頓則永差外甚

卷九葉十四
至十五上

療欬方

杏人一升去尖皮兩人熬 蘇子汁五合〇紫蘇作蘇子擣末取 生薑汁五合煎

蜜五合煎令沫盡

右四味先擣杏人作脂訖內諸藥和煎攪調三四沸藥

成令噎如老大日三四忌蒜麪 外臺卷九葉十七上

療積年欬喉中啞聲方

芫花根白皮六分切熬令焦黑 貝母十二分 款冬花六分 百部根八分切熬 杏人十分去尖皮熬 皂莢四分去皮子炙 五味子六分 蜈蚣半枚去頭足炙 桑白皮六分 麻黃八分去節 紫菀八分

（桑子下原有大字據照宋本刪）

右十一味擣篩蜜和為丸如梧子 一服五丸日再服加至十五丸煮棗汁送之 外臺卷九葉二十三

療肺熱而欬上氣喘急不得坐臥身面腫不下食消腫下氣止欬立驗方

葶藶子二十分熬別擣令熟○葉原脫別至熟四字據照宋本補 貝母六分 杏人二十

分去皮尖熬別擣○案原脫去至擣六字作十二分炮四字據熙寧本改補　紫菀六分　茯苓

五味子各六分　人參　桑白皮各八兩

右八味擣篩蜜和丸如梧子一服十丸日二服甚者夜一服漸漸加至二三十丸煮棗汁送之若腫氣盛者○案腫原作腥據熙寧本改　宜服此藥若小便不利者宜服後方忌酢物

又方

葶藶子二十分熬令變色別搗極熟○案原脫令至熟七字據熙寧本補　杏人十二分去尖皮熬別擣○案原脫去至擣六字據熙寧本補　茯苓六分　牽牛子八分熬

右四味擣篩蜜和為丸如梧子許每服八九丸日再夜一

服□象原脱服字 據照字來補漸々加至二十丸煮其汁送之大忌

醋物

療上氣欬嗽長引氣不得臥或水腫或遍体氣腫或單面

腫或足腫並主之方

葶藶子三升微熬

右一味擣篩為散以清酒五升漬之春夏三日秋冬七

日初服如胡桃許大日三夜一冬日二夜二量其氣力取

微利為度如患急困者不得待日滿亦可以綿細絞即

服其葶藶草莖向上葉端兩角刀象兩原作而 據照字來改而角各[illegible]且

短又有一種苟芥草葉近根下作歧生角細長採時必

須分別前件六種病狀發動各不同始終至困並歸於水但人腹內有塊及兩邊皆有者或當心有塊稍壯大者並是水病○案此等本作少病即此藥必須得好熟麴無灰清酒者始可用經日多者惡不堪用前件病皆是熱服藥唯須慎酒麪生冷雞猪魚肉大困及不得臥入口則立老少任意量力必須好善平復始可停藥此方神驗服藥次傷多悶亂者作土漿飲即定外臺卷十葉二十五至二十六○案右方圖經本草引之至前件六種而止（六種作二種）今並采入下

療。上氣欬嗽長引氣不得臥或遍體氣腫或單面腫或足腫並主之葶藶子三升，微火熬，搗篩為散，以清酒五升漬之，冬七日，夏三日。初服如桃許大，日三夜一，冬日二夜一，量其氣力，取微利一二為度。如患急困者，不得待日滿，亦可絞細絞，即服。其葶藶莖向上葉端出角，角麤且短。又有一種苟芥草葉，近根下作奇生角，細長。取時必須分別前件二種也。外大觀本草卷十葶藶條葉十八圖經引

療上氣暴欬方

紫蘇葉莖剉二升（○案原脫倒字，據此字本補）　大豆一升

右二味，以水四升，煮大豆，次下紫蘇，煮取一升五合，分

為三服，晝三夜一，忌醋、魚、鹹、酸、油膩等。外臺卷十葉二十六下右方千

金方卷十八葉十二下朱

匡校注引之，文異例不重錄

小續命湯 療卒中風欲死，身体緩急，口目不正，舌強不能

語，奄奄惚惚，神情悶亂，諸風服之皆驗，不令人虛。方出小品

余昔任戶部員外，忽嬰風疹，便服此湯三年之中，凡得四

十六劑，風疾迄今不發。余曾任殿中少監，以此狀說何名

醫，咸云此方為諸湯之最要

麻黃去節 人參 黃芩 芍藥 芎藭 甘草炙 杏人

去兩人尖皮碎 桂心一兩各 防風一兩半 附子一枚大者炮 生薑五兩

右十一味，切，以水九升，煮取三升，分為三服，甚良。不差

合三四劑必佳取汗隨人風輕重虛實也有人腳弱服
此方至六七劑得差有風疹家天陰節變輙合之可以
防瘖也忌豬肉冷水海藻菘菜生葱

續命湯方

麻黄去節 茯神 生姜各三兩 附子炮 防已 甘草炙各一
兩半 芎藭 細辛 白鮮皮 杏人去皮尖兩人碎 人參
羌活 桂心各三兩

右十三味切以水八升煮取二升八合去滓分三服服
別相去八九里許覆取汗可服三劑間五日一進慎如
藥法本方云間五日一進若老弱虛羸非間十日以上

療暴得風四肢攣縮枯細不能行動用大豆蒸質人不能辨藥者可依此方

取大豆三大升○摹本大字批宋本作熟 本補 淨揀擇淘之蒸令熟出甑之以待氣溜下甑傾二大升酒于瓶中攪令遍於密室內地上設鋪席一帛帕傾豆著帕上仍以五六重錦衣覆豆令病人於豆上臥以被覆之蓋豆汗衣却偏衣令一人於被內引挽攣急處卻偏衣盡豆冷收取更著甑中依前法蒸熱下甑

不可頻服忌猪肉冷水海藻菘菜生葱生菜大酢 外臺卷十四葉九至十上

療心虛中風半身不隨骨節離解緩弱不用便利無度口面喎斜薑附湯方

乾薑 附子炮各八兩 麻黃去節 芎藭三 桂心各四兩

右五味切以水九升煮取三升日一劑忌猪肉生葱冷水 外臺卷十四葉三十四上右方原出千金云崔氏同

療風邪虛悸恍惚悲傷或夢寐不安鎮心湯方 第七卷 此方七卷

茯神 半夏洗 生薑各四兩 羚羊角屑 當歸 人參

防風 芎藭 杏人去皮尖 桔梗各二兩 龍齒碎綿裹 石膏

復著汁半酢和豆一淳煎法用鐵鍋設每一收豆作二升劑灌湯與病人飲餓即任食日一再度夜一度如此經三日三夜即休忌風

外臺卷十九葉二十四至二十五右方原出第二十卷中今移入此卷

第十七卷

碎各三兩綿囊 防己 桂心各一兩半 竹瀝一升

右十五味切以水一斗煮減半內竹瀝并取二升八合

去滓分溫三服相去如人行十里久 ○案過本無人字 忌酢物

羊肉猪肉餳生葱等物 ○案過本无等物兩字

別離散療男子女人風邪男夢見女女夢見男交歡日久成

勞愁悲憂恚怒喜無常日漸羸瘦連年歲月深久難療或

半月或數月日復發者方 此方入第十七卷

楊上寄生炙三兩 菖蒲 細辛 附子炮 乾薑 薊根

一云茅根 天雄炮 桂心各一兩 白朮二兩 茵芋炙二兩

右十味合擣下篩以酒服半方寸匕日三婦不飲酒用童

風驚
療熱風驚掣心忪恐
悸風邪狂叫妄走者
服此湯六差未四數用
之極効方
茯神三兩 杏人三兩去皮尖兩人切
升麻 白鮮皮 沙參
冬二兩 龍齒六兩 寒水石一斤碎綿裹 石膏二十兩碎綿裹
生麥門冬去心四兩
右九味切以水一斗二升煮取三升去滓溫

子小便調服合藥句令婦人雞犬見之句令病人見合
藥見者令邪氣不去禁之為驗忌生葱生菜豬羊肉桃
李雀肉餳等物○案此本無物字 外臺卷十五葉八至九上 右方原出第七卷中今入此卷
風驚
療五藏六腑血氣少七魂失魄五藏晝夜不安惚惚善悲
心中善恐怖如有鬼物此皆發於大驚及當風從高墮落
所以療之十黃散方
雄黃五分 人參五分 蜀椒五分汗 大黃四分 朱砂三分研 乾薑
四分 黃蘗二分 山茱萸二分 細辛二分 黃耆三分 澤瀉三分 黃連一分
蒲黃一分 桂心三分 麻黃去節一分 黃孫一分 牡蒙也一方云黃昏○案牡原作壯
擣篩 黃環三分 黃芩三分
末以

分為三服。一本作分温播數本 相去十里，若甚者臘水三升，内竹瀝三升，先用水煮九沸，然後内竹瀝煮取三升服。以上法忌醋物。外臺卷十五葉十四至十五上

右十八味擣篩為散，未食温酒服一方寸匕，日三，稍增至二匕。服此散，体中筋力強者，不須增人參；氣力羸虛可增人參五分，合十分。忌豬肉、冷水、生菜、生葱、生血物等。外臺卷十五葉十七至十八

右方原出深師，云崔氏同

大鎮心丸，主療風癎、驚癎及風邪，不敢方 已上本書

虎睛一具，酒漬一宿，炙　防風　秦艽　防葵　龍齒研　黃芩

雄黃　防已　山茱萸　[illegible]　鐵精研　鬼臼

人參　大黃　銀屑研　乾薑　牛黃研，各四分　寒水

石六分，研　羌活　茯苓　遠志　白鮮皮　細辛　白

蕤 貫衆 麝香 鬼箭各三分 茯神 石膏研 天雄炮

蚺蛇皮一尺，炙 蜂房二分，炙 鴟頭三枚，炙

右三十二味，擣篩，蜜和，酒服十五丸，日二服，加至三十丸。忌酢物、生菜、豬肉、冷水。外臺卷十五葉二十三至二十四 右方系出千金，云崔氏云：療風癇及風邪，有鴟頭三枚，炙，無茯苓，餘並同。

療暴得驚癇立驗方。宋四云極效

吊藤皮 茯神 黃芩 升麻 白鮮皮 沙參各二兩 龍齒三兩 石膏八兩，研，湯成內 蚱蟬七枚，去翅，炙 寒水石六兩，碎，研，裹 甘竹瀝二升，湯熟內之

右十味，切，以水九升，煮取三升，溫分三服，相去如七里

久若小孩子患藥多減量取多少細細飲之立差忌醋

物

療大人風引少小驚癇瘈瘲日數十發醫所不能療除熱

鎮心紫石湯方

紫石英 滑石 白石脂 石膏 寒水石 赤石脂各八兩 大黃 龍骨 乾薑各四兩 甘草炙 桂心 牡蠣熬各三兩

右十二味擣篩盛以韋囊置於高涼處大人欲服乃取水二升先煮兩沸便內藥方寸匕又煮取一升二合濾去滓頓服之少小未滿百日服一合熱多者日二三服

每以意消息之紫石湯本無紫石英○案本上有一字擦改字亦刪紫石英煮者可除之永嘉二年大人小兒頻行風癎之病得發例不能言或發熱半身掣縮或五六日或七八日死張思惟合此散所療皆愈忌海藻菘菜生葱外臺卷十五葉二十六至二十七上

頭眩

療忽頭眩運經久不差四肢漸羸食無味好食黄土方

白术三斤　麴三斤

右二味擣篩酒和併手捻丸如梧子暴乾飲服二十枚日三忌桃李雀肉等

療風眩飜倒無定方

獨活六兩 枳實炙，三兩 石膏碎，綿裹 藋蒴各四兩

右四味，切，清酒八升，煮取四升，頓服之。八升，案淳醲取

汗覺泫，又內鐺中。案鐺，本作鎗。溫令熱，又熨之，即差。

療頭痛眼眩心悶陰雨彌甚方

當歸 山茱萸各一兩 防風 柴胡 暑預各二兩。案本作薯

鞕播煞雞子二枚，熟去皮，打黃碎。案本改

右六味，搗下篩，用前雞黃和散，令調，酒服方寸匕，日三。

外臺卷十五 葉三十六上下

腳氣

療脚氣夏月須食瓜及瓜飲子方

生瓜一枚如棒許大去蒂四破以水五升煮令爛去滓○案原脫如至大四字據照寧本補白

术二兩 生薑一兩

右三味切二物以前汁煮取二升去滓分三服禁食桃

李雀肉等生瓜照是生瓜

療脚氣毒遍內外煩熱口中生瘡者方

服紫雪強人服如兩棗大弱者減之和水服當利熱

毒若經服石發熱毒悶者服之如神勝三黃湯十劑

外臺卷十八第十六下右二方
前方注云出第六卷中此方元卷數

側子酒療脚氣不隨方

側子炮四兩 生石斛八兩 礜石八兩 獨活三兩 秦艽三兩 甘草炙三兩 紫蘇莖一兩 前胡四兩 防風三兩 茯苓八兩 黄芩三兩 五味子四兩 防風三兩 桂心二兩 丹參三兩 蜀椒二兩出汗 山茱萸四兩碎○掌案肥本作十三字據醫心本補 芎藭二兩 細辛二兩 當歸三兩 白术四兩 乾薑三兩 薏苡人一升三合

右二十三味㕮咀絹袋貯以清酒四升浸五日一服四合日再稍稍加至八九合溫飲慎生冷猪肉蒜麪其中閒覺熱渴得飲致酒致須英果之忌海藻菘菜桃李雀肉生葱生菜及醋物等

煮散方

地骨白皮十二分○掌案肥白字據醫心本補 麻黄六分去節 杏人八分

去皮尖兩人 防己二十分 黄芩十分 羚羊角屑八分 茯苓三十二分 澤瀉六分 細辛五分 薏苡人二十分 生〇桑白脂（生字據[illegible]宜本補） 石斛二十分 人參六分 白术十分 大黄六分 滑石二十分 丹參十分 犀角屑八分 葵子十二分 甘草十分炙 桂心六分 生薑十二分 前胡八分

右二十二味，擣以麤羅葛篩度，攪使極調，三兩為一劑，以後藥汁二升煮取一升，頓服之，日服一劑，以小便利為度。忌海藻、菘菜、生葱、菜、桃李、雀肉、酸等物。

小飲子法 用煮散

大棗五枚擘 桑根白皮五兩 白前二兩 橘皮二兩

右四味，切，以水五升煮取二升，將煮前散摸如藥法。

…集三國六朝唐宋醫方 西…

若脚氣上入少腹，少腹不仁，即服張仲景八味丸方

乾地黃八兩 澤瀉四兩 附子二兩炮 薯蕷四兩 茯苓三兩 桂心三兩
牡丹三兩去心 山茱萸五兩

右八味，擣篩，蜜和為丸如梧子，酒服二十丸，漸加至三十丸。仍灸三里、絕骨。若脚數轉筋，灸承山。若脚脛內稍不仁，灸三陰交。忌猪肉、冷水、生葱、醋物、蕪荑。

脚氣雖差，至冬季常須服側子酒方

側子二兩炮 乾薑二兩 石斛八兩 丹參三兩 牛膝二兩 甘草二兩炙
防風三兩 乾地黃四兩 芎藭二兩 當歸三兩 桂心三兩 五味子三兩
白朮二兩 秦艽三兩 防己二兩 椒二兩汗 獨活三兩 山茱萸四兩 細

辛二两 黄芩二两 茯苓四两 附子一两炮

右二十二味切绢袋贮以酒三斗五升浸秋冬七日春夏五日一服四合日二细细加之以知为度忌食羊鹿麞肉雞魚以食忌海藻菘菜猪肉冷水桃李雀肉生葱生菜蕪荑酢物 外台卷十八第二十三至二十五下

旋復花湯療脚氣衝心欲死者服之救痛困急此方最先

旋復花二两 犀角二两屑 紫蘇莖一握 桂心一两 赤茯苓三两 橘皮二两 生薑三两 前胡四两 乾棗七枚擘 白前一两 香豉七合綿裹

右十一味切以水八升煮取二升四合分三服相去十里久以下氣小便利為度忌生葱酢物

治脚氣痹痺不仁兩脚緩弱脚腫無力重者少腹氣滿胷中痞塞見食即嘔或兩手大拇指不遂或兩脚大拇指不遂或小便澀第一療氣滿喉逆不下食旋復飲子方

旋復花二兩 橘皮二兩 生薑三兩 紫蘇莖一握 茯苓三兩 香豉一升綿裹 大棗十枚擘

右七味切以水八升煮取二升四合分三服服別相去十里久日一劑凡服五劑上氣下小便澀者加桑根白皮四兩慎生冷猪肉蒜麵魚粘食又其服此飲二三劑氣下訖即須服大犀角湯第一方十四味者是也服當小便利爲度 如其胷膈中氣滿者加半夏四兩湯洗

待服内氣和脚腫欲消皮膚搔抓隔帛者宜服犀角麻黄湯一二劑五日後然服之忌生葱醋物。案此亦外臺卷十八葉四十七千金引本方名犀角湯三兩犀角屑一味為八味名犀角湯復有麻黄湯方後注云崔氏名小犀角湯今本方無是名未知何故

大犀角湯療脚氣毒衝心變成水身體遍腫悶絶欲死者方

犀角屑二兩 桑根白皮四兩 白术二兩 桂心二兩 香豉一升無鹽者。案原脱無鹽者三字據聖惠本補 防己二兩 紫蘇一握 前胡四兩 橘皮二兩 黄芩三兩 茯苓三兩 大棗十枚擘 生薑一兩

右十三味切以水九升浸一宿煮取二升七合或水一斗煮取三升分為三服服相去如人行十里久以下氣利小便為度忌酢物桃李雀肉生葱等。案外臺卷十八葉四十八引千金本方有旋復花二兩為十四味云出第二卷崔氏且從方下无主治文服法文亦异今所[illegible]方別見于蘇豉酒方之後

犀角麻黄湯方

集三國六朝唐宋醫方 一 西

犀角屑二兩　麻黃二兩去節　甘草一兩炙　茯苓二兩　防己二兩　黃芩
一兩　石膏三兩碎綿裹 ○案原脫碎綿裹三字據熙寧本補　附子一兩炮　白朮一兩
芎藭一兩　防風一兩　當歸一兩　生薑三兩　細辛一兩　桂心一兩
右十五味切以水一斗先煮麻黃去沫訖取汁八升下
諸藥煎取二升七合分三服相去十里久服訖覆取汗
待三四日後若其皮膚不仁差即停不差宜更服之不
得過三劑即差差訖腳中無力者宜服獨活犀角湯三
二劑 ○案原作二三劑據熙寧本補 即禁忌海藻菘菜酢物猪肉冷水
桃李雀肉生葱生菜等 ○案原脫忌至等二十字據熙寧本補

獨活犀角湯

獨活三兩 羚羊角二兩屑 石斛二兩先煮 丹參二兩 側子一兩炮 防風二兩 防己二兩 芎藭二兩 生薑三兩 當歸二兩 芍藥三兩 茯苓四兩 桂心一兩半 甘草二兩炙

右十四味切以水一斗煮取二升七合去滓分三服相去十里久服訖任卧不須取汗凡服三二劑隔五日一服初服此藥覺腹內氣散兩脚有力行動無妨或可即停又可常服香豉酒炙三里穴絕骨各三百壯忌海藻菘菜猪肉冷水生葱酢物等○案原脫忌至等十四字據涇本補

香豉酒方

取香豉一斗以酒三斗浸三日取飲任性多少利即

減之不利任性其中用橘皮生薑調適香味任意服盡

後作以差爲度 外臺卷十八葉四十一至四十三下

夫脚氣之疾先起嶺南稍來江東得之無漸或微覺疾痺或兩脛腫滿行起屈弱或上入少腹不仁或時冷時熱小便秘澀喘息氣衝喉氣急欲死食嘔不下氣上逆者皆其候也若覺此證〇案若原作是摘照本方改先與小犀角湯〇案原作犀角旋復湯方摘方後小注改

犀角屑三兩 旋復花二兩 橘皮三兩 茯苓二兩 大棗二十枚擘 香豉一升綿裹〇案原綿裹二字摘照本方補 紫蘇莖一握 生薑三兩

右八味切以水八升煮取二升七合分三服相去十里

久服之，以氣下小便利為度，若其不下，服後大犀角湯

忌醋物。（崔氏名小犀角湯）

大犀角湯方

犀角（屑）二兩　旋復花二兩　白朮二兩　桂心二兩　防己二兩　黃芩二兩

生薑三兩　香豉一升（綿裹）　橘皮三兩　茯苓三兩　前胡四兩　桑根白皮四兩　紫蘇一握　大棗十枚（擘）

右十四味，切，以水九升，煮取二升七合，分三服，相去十里久，取下氣為度。若得氣下小便利，脚腫即消，能食。若服湯訖不下，氣急不定，仍服後湯。忌桃李雀肉生葱醋物。（外臺卷十八葉四十八右二方。據千金云，以上二方並出崔氏）

療脚氣遍身腫方

大豆二大升以水一斗煮取五升去豆 桑根白皮一握切 檳榔二七枚碎

茯苓二兩切

右四味将三物以前豆汁浸經宿煮取二升绞去滓添酒二合内藥中随多少服之或不利或剩服利多减量服之○案自服或至之十二字據宋本補又案此事本作或不利即剩服利多量減服之忌酢物

療遍身腫小便澁者用麻豆方主之療脚氣腫

烏豆一斗水四斗煮取一斗半去豆 桑根白皮五升切 大麻子二升熬研碎

右三味以豆汁内藥煎取六升一服一升日二服三日令盡

又方

烏豆卅五　桑根白皮切四卅　二物以水二斗煮取一斗半去滓

大麻子人熬一卅　橘皮二兩　蜀卅麻二兩○案原脫蜀字據巡寧本宋本補

杏人二兩去皮尖拍○案原脫去至拍四字據宋本補拍巡寧本作拧餘同　丹參三兩

生薑二兩切

右九味切將七物內豉桑皮豆汁中煮取四卅朝二服

相去如三食久藥消進食食消又更進二服

療腳氣及腰腎膀胱宿水及痰飲桃花散方

收桃花陰乾量取一大卅但隨虛滿不須按捺擣為

散紗羅下之溫清酒和一服令盡通利為度空腹服

之須臾為時可六七行但宿食不消化等物揔瀉盡若中間覺饑虛進少許軟飯及糜粥無在〇案原脫無在二字據醫寧本補極安穩不似轉藥虛人廢朝謁但覺腰腳輕快使人勇躍〇案原作踦躍據宋本改食味倍佳腳先腫者一宿頓消如囊中貯物傾却相似又無毒易將息唯忌胡菜〇案菜原作蒜據宋本醫寧本改猪肉三月內腰虛大都消息慎生冷酸滑五辛酒麪及粘食肥膩四五日外諸食復常

余見古方論云腳氣但腫不悶徑服利藥法令人渴但腫縱不服利藥亦遣人渴宜利方

取大麻子熬令香和水研取一大升別以三大升水
煮一大升赤小豆取一升汁即內麻汁更煎三五沸
渴即飲之冷熱任取安穩饑時啖豆亦佳而利小便
止渴消腫大良穀葉及桑白皮熬炙爲飲飲之亦良
腫盛力弱不堪大藥者取牛乳一小升烏牛尿一小
升並烏牛尿用黄者亦得和調分三服相去十里久
小便大利脚腫即消若一劑不除隔一二日更服
氣力好者依前服羸弱者每日平旦唯一服六七合
以差乃止忌雜肉 外臺卷十九葉一至三

療脚弱獨活湯方

獨活三兩 生石斛三兩 白朮一兩 防風一兩半 茯苓四兩 白前一兩

羚羊角屑二兩 芎藭二兩 桑根白皮二兩 黄芩三兩 附子一兩炮

生薑三兩 桂心一兩 防己一兩

右十四味，切，以水九升，煮取二升五合，去滓，分三服，相去十里久。服隔四日一劑，宜服兩劑佳。慎生冷、酢滑、猪、魚、蒜、桃、李、雀肉、生葱。外其卷十九葉十四上

水腫

療水病方

烏豆一大升 桑根白皮五大升，細切○案原脱大字，據熙寧本補

右二味，以水五大斗○案原脱大字，據熙寧本補和煮，可有一斗汁

〇案原脫有字據此寧本補濾去滓於銅器中重湯煎取餳可作丸
即成丸患人每服取利小便為度其小便復舊色身上
腫除候中熱煩可服之禁房[illegible]及死牛馬肉油膩麪酒
等經數日得食羊頭肉兔肉水病忌食羊頭蹄此云得食恐誤也

療水病洪腫氣脹不消食方

乾香薷五十斤陪用濕者亦得〇案據脫陪至得六字據此寧本補

右一味細剉內釜中以水淹之出香薷上數寸煮使氣
兩盡去滓清澄之漸火煎令可丸服五丸如梧子日三
稍加之以小便利為度也無所忌

療水病身腫方

鯉魚一頭極大者去頭尾及骨唯取肉

右一味以水二斗赤小豆一大升〇案原脫大字據延臺本補和魚

肉煮可取二升以上汁生布絞去滓頓服盡如不能盡

分為二服後服溫令煖服訖下利〻盡即差慎牛肉白

酒生冷麵猪魚油酪藥滓埋之勿令人食外臺卷二十葉七至八上

療大腹水病身体腫上氣小便澀赤臍深頸上有两大脉

動喘稠不得眠睡無腫先隨腳腫亦有在前頭面腫或大

便澀者服此藥大佳若先患大便利臍凸腹大腫手掌平

滿即不可治〇案原作即不可服此藥方據延臺本刪改

大棗四十枚肥不口者先以煖水浸令軟以炊飯熟乃剝去皮核〇案原作四十枚飯蒸剝去皮核

擣照寧本改補葶藶子五兩熬令紫色取苦者杏人三兩不取合歡者以湯撻去皮熬令黃色去尖〇案原脫不至皮十字又脫去尖兩字據照寧本補[illegible]

右三味先擣葶藶子一萬杵〇案[illegible]照寧本作椿寫之乃擣杏人三百杵訖總和合更擣一萬杵藥成平旦空腹服八九日晚食消更服五丸以飯汁下之三日後每旦服五九日晚服三丸次更候大便利未得服此藥〇案未照寧本作來來若已服藥次忽患痢既先食二三口飯然後喫藥若利過多停藥即可爛煮小豆切以鹽食之忌鹹粘脂膩及大冷熱物等唯得食秔粟米飯及淡酢不得喫稀粥唯得喫飯佳如欲食粥即稠煮不得遣大便利一方加螢火蟲

囊○案蟲匙宋本作盤 外臺卷二十第十三

治大腹水腫氣息不通命在旦夕者方

牛黃二分 昆布 海藻各十分 牽牛子 桂心各八分 葶藶子六分 椒目三分

右七味末之，別擣葶藶如膏，合和丸，以蜜和為丸，蜜湯服十九○案宋本作合和丸之飲服十九丸，據本書改 日二，稍加，小便利為度。

大良○千金方卷二十一第二十四 案宋臣校注云：崔氏云蜜和為丸，蜜湯服。又案外臺卷二十引千金六方，不注崔氏文。

療風水腫蠱氣遍身方

楮白皮三兩 桑根白皮五兩 橘皮一兩 紫蘇四兩 生薑四兩 大豆

三升

右六味切以水九升煮取一大升〇筆界脫大字據幽峯本補絞去

滓分温為四服與三劑佳百日内忌鹹酢外其卷二十葉十五上

療水氣方

葶藶子三兩

右一味以物盛於甑上蒸令遍徹上即擣萬杵自堪為

丸不須蜜和丸不得以少蜜和之一服服五丸漸加之

七丸以微利為度得利即停不可多服令人不甚能食

若氣發又服之得利氣下定即停此方療水氣無以加

蕭駙馬時任太常卿患水腫見在名醫悉療不差唯服

此丸得平復故記。出大觀本草附方引 此方文有異，录於下

治水氣

葶藶三兩，以物盛甑上，蒸令熟，即擣萬杵，若丸得丸梧桐子，不須蜜和，一服五丸，漸加至七丸，以得微利即佳，不可多服，令人不堪美食。若氣發又服之，得利氣下定即停。此方治水氣無比。蕭駙馬患水腫，惟服此得差。大觀本草卷十 葶藶條葉十九上

葶藶子療水氣極効方

取葶藶子一合，熬令色紫，擣碎，別研如麵，取大棗二十顆，去核，以水一大升，煮棗取半升汁，去棗，滓內前

件葶藶子并煮汁於銅器中緩火煎令堪成丸平旦空腹頓服盡必不能頓者分為兩服以利兩行為度至日午宜食乾飯慎如藥法 外臺卷二十葉二十八上

療水腫盛滿氣急喘欬小便澀如血者方

桑根白皮六兩 澤漆葉切二升炙 白朮二兩 生薑四兩 郁李人六兩 杏人二兩 橘皮二兩 玄參三兩

右八味切以水九升急著火煮取四升溫分四服相去六七里久或利黃水三五升及小便利為候即差者可頻服三四劑佳忌桃李雀肉青魚酢等 外臺卷二十葉三十九下

療上氣大便澀方

葶藶子四兩熬　葶牛子一兩熬　杏人二百去皮尖○案原作二百顆並脫去皮
尖三字據醫寧本刪補　大棗四十枚○案枚下原有去皮兩字據醫寧本刪　芒消一兩

牛酥一合

右六味擣一萬杵更別著牛酥○案醫寧本無著字乃更擣一萬杵空心服

八丸○案心原作腹據醫寧本改　用粥飲下忌先禁鹽醬等物○案鹽原作鹹據醫寧本改

療上氣大便秘澀方

杏人五兩熬去皮尖○案熬醫寧本無熬字又脫去皮尖三字據醫寧本補　印城鹽三兩

乾薑三兩

右三味擣篩以醬汁和之令得相著作丸可長一寸餘

如指大兩頭尖似以蒜得裹之於風日中暴令少乾內

下部中時時易之（○案原脫下一時字據醫心方本補） 不過一二易即有

惡物下氣上口即定亦下食內藥痛時少須忍之深內

少頃亦不大痛急出時物即出痛忍之不得然可使轉

（○案然原作後使原作便據醫心方本改） 時出膿及惡物多大便不閟任停

之（○案原脫任字據醫心方本補 外臺卷二十葉四十至四十上）

療一切腫方

取紅藍花熟擣揉（○熟原作熱 醫方本作熱） 擣取汁服之不過再三

服便愈服之多少量腫大小而進花汁也

療小腸已上少腹連腸硬氣上悶方

苦瓠子一兩

右一味以麵裹作餛飩法其麵勿著鹽○案切业作二寧本作勿七枚湯中煮待浮漉出及煖吞之如不下以湯汁下之能禁生冷酢滑及肉油膩佳若恐虛煮牛乳服之如此隔日作漸加至三七枚以小便利為度候小便若太多即歇一二日以腹腫消即止○案宋臣校千金翼注云崔氏用子作餺飥服二七枚卷二十一翼二十九苦瓠丸方若恐虛者牛乳服之如此隔日作服漸加至三七枚枚以小便利為度小便若太多即一二日停

療水病差後口中習習熱瘡方

先以鐵鐺中著水一小斗煮金黑不問多少煎取二小升出金取金水著病人口中○案业事本著作若含良久應欲言語有要事方可吐出勿嚥之穀藥氣外其卷二十葉四十二

一至四

一二二

纂要方卷七

痃癖

療痃癖積冷發如錐刀所刺鬼疰往來者方

烏頭炮八分　人參八分　桂心八分　附子炮八分　乾薑八分　赤石脂八分　朱砂研三分

右七味擣篩蜜和爲丸如梧子以煖酒服七丸稍稍加之至十丸慎生冷醋滑猪魚雞蒜小豆油膩牛馬肉生血物生葱等 案原脱慎至等二十二字據宋本暨寧本補

療瘰癧方

鼠屎一大合熬令黃濕者熬乾者不須熬即用 案原作一合炒令黃據宋本暨寧本删補

右一味以水二升煮五六沸及熱濾取汁置椀中急內硇砂一小兩○案硇原作碙據宋本聖惠方本改乃蓋頭經宿明日平旦温呑兩服稍晩食無所忌外臺卷十二葉八至九上

癖

療宿癖時腹微滿不能食調中五參丸方

人參 沙參 玄參 丹參 苦參各一兩 大黃四兩 附子炮一兩 巴豆四十枚去心皮熬○案原脫去心皮熬四字據宋本聖惠方本補 蜀椒一合去目汗○案原脫去目兩字據宋本聖惠方本補 乾薑半兩 防風一兩 䗪蟲十五枚熬 葶藶一合熬

右十三味擣下篩蜜和為丸如梧子先食服一丸日三

忌野猪肉〇案原脱野字据宋本熙寧本補蘆笋生血物等〇案原作等物据宋

本改

療癖飲并醋咽吐水及沫食飲不消氣逆脹滿方

大腹檳榔十兩其子盡實者末之〇案原脱大腹兩字又脱其至之七字据宋本熙寧本補

高良薑三兩桃人一升去皮兩人者熬別擣如泥〇案原脱皮去至泥十字据宋本熙寧本補

右三味和擣絹篩以白蜜和丸酒服如彈丸二枚日再

服漸加至四五丸加減任意得量外其卷十二葉十至十一

曾青丸療久六〻積聚留飲宿食天行傷〻〻者服之二十日

愈久服令人延年益壽殷仲堪云〇案殷仲堪宋本作浩仲堪熙寧本亦作殷

仲堪故照原書兩鵲曾青丸療久癖積聚留飲宿食天行傷〻〻款

逆消渴隨病所在久病羸瘦老小宜服藥或吐或下或汗

出方

曾青二分寒水石三分朴消二分茯苓三分大黃三分附子三分炮

巴豆二分去心皮熬○案原缺心至熬四字據宋本補迦事本補

七七味各異擣下篩巴豆消石○案石原作相宋本作不今據迦事本改合

擣六千杵次內附子擣相得次內茯苓擣相得次內大

黃擣相得次內曾青擣相得次內寒水石擣相得次內

蜜和擣千杵大人服大豆二丸五歲以下小麻子一丸

二三歲兒以黍米一丸以服藥以厚粥漿清下當覆臥

令汗出吐下氣發作服二丸霍亂服三丸泄痢不止服

一丸可至二丸一方用曾青三分忌猪肉冷水蘆筍大酢外臺卷十二葉六至七右方藥出古今錄驗云崔氏同

療腹中癥癖兼虛熱者不可用泄冷專瀉藥宜羈縻攻之方

鼈甲八分炙　龜甲八分炙　桑耳八分金色者炙　大黃八分　吳茱萸八分

防葵八分　附子四分炮

右七味下篩蜜和為丸如梧子飲若苦酒服廿十丸〇案苦鹽宋本作若日再服漸漸加一丸以微洩為度無所忌日晚服馬莧汁三四合以差為期六旦單煮〇案煮鹽宋本作首煖此汁服煎藥更佳馬齒菜即馬莧也忌猪肉冷水

溫白丸療癥癖等一切病方

紫菀三分 吳茱萸三分 菖蒲二分 柴胡二分 厚朴二分炙 桔梗二分

皂角三分去皮子炙 烏頭十分熬 茯苓二分 桂心二分 乾薑二分 黃連二分去毛○紫菀脫去毛兩字據宋本醫寧本補 蜀椒二分汗 巴豆二分去心皮熬○案原作一分據宋本改又脫去心皮三字據宋本醫寧本補 人參二分

右十五味合擣下篩和以白蜜更擣二千杵丸如梧子一服二丸不知稍增至五丸以知為度心腹積聚久癥癖塊大如盃椀黃疸宿食朝起嘔變支滿上氣時時腹脹心下堅結上來搶心傍攻兩脅徹背連背痛無常處繞臍絞痛狀如蟲咬又療十種水病八種痞塞反胃

吐逆飯食哽塞或五淋五痔或九種心痛積年食不消
化或婦人不產或斷緒多年帶下淋瀝或癥瘕連年不
差又療一切諸風多伸頑痺不知痛痒或半身多疼痛或
肴髮隨落又療七十二種風亦療三十六種遁注或癲
或癇或婦人五邪夢與鬼交通四肢沉重不能飲食昏
昏默默只欲取死終日憂愁情中不樂或恐或懼或悲
或啼飲食無味月水不調真似懷孕連年累月羸瘦困
弊（口案：原作"樂"，據宋本改）遂至於死或歌或哭爲鬼所亂莫之
知也但服此藥者莫不除愈臣知方驗便合藥與婦人
服之十日下出癥癖虫長二尺五寸三十餘枚下膿三

升黑血一斗青黃汁五升所苦崇除後月有孕臣見隨
馬被傷腹中有積血天陰即發羸瘦異常久著在床命
在旦夕臣與藥服之下次雞肝黑血手大一百斤白膿
二升赤黃水一升許其病即差臣知方驗謹上禁生冷
餳醋猪羊魚雞犬牛馬鵝肉五辛葱麵油膩豆及糯米
粘滑葷臭之屬（外臺卷十二葉十五至十七上右方方出第二卷中）（今移入此卷中又為外臺卷二十二葉二十二至二十三重出又要案）

療癥癖閃癖方

令患人平坐取麻線一條繞項向前垂線頭至鳩尾
橫截斷即迴線向後當脊取線窮頭即點記乃別橫
度口吻吻外截却即取度吻線中摺於脊骨點處中

心上下分之各點小兩頭通前合灸三處其所灸處
目別灸七壯以上十壯以不滿十日即停看患人食
稍得味乎取線还度口吻於脊中點處横分灸之其
數一准前其法仍看脊節穴去線一二分亦可就節穴
下火乃相去遠者不須就節穴若患人未損○安本案作捐據案改
本可停二十日外還依前灸之仍灸季肋頭二百
壯其灸季肋早晚与灸脊上同時下火也

灸悶癖法

其癖有根其根有著背者有著膊上者遣所患人平
坐㸃看癖頭仍將手從癖頭向上尋之者有脉築築

然向上細々尋至膊上至築々頭々並兩膊即下火還与
前壯數無別王丞云背上恐不得過多下火只可細
々日別七炷以來
療癖左右相隨病灸法
第一屋肋頭近第二肋下即是灸處第二肋頭近第
三肋下亦是灸處左右各灸五十壯一時便了
灸痃氣法
從乳下亦數至第三肋下共乳上下相當稍似近肉
接膜骨（○案膜原作腰據照寫本改）外取六孔亦是灸處兩相俱
灸初下火各灸三壯明日四壯每日加一壯至七壯

凡癥瘕之起多以漸生而有
覺便牢大者自難療也腹
中微有結積便害飲食轉
羸瘦療多用陷冰玉壺
八毒諸大藥今上取小小
易得者方
大黃半斤○案肘後作三
兩
蜜一升半○案肘後作一斤
右三味合於湯上煎可丸
如梧子服二十丸日再服
外台卷十二葉二十一
右方據肘後補

還從三壯起至三十日即罷
右前兩種灸法若点時拳枕々〇案枕々原作点字據宋本幽寧本改
即拳脚枕々〇案原脫枕々兩字據宋本幽寧本補灸若舒脚點時還舒
脚灸外台卷十二葉十九至二十一
五蒸
療五蒸夫蒸者是附骨熱毒之氣皆是死之端漸庸醫及
田野之夫不識熱蒸體形狀妄注神祟以相疑惑蒸盛總
變為疳而致死者不可勝記其蒸有五請略陳之一曰骨
蒸早起体涼日晚便熱煩躁不安食都無味小便赤黃忽
々煩亂細喘無力或時腰痛兩足逆冷手心常熱蒸盛傷

内乃變成痹食人五藏若大便澁方

可服芒消一服一方寸匕日再服亦可搗苦參蜜和

爲丸如梧子大一服七丸日再以飲送之無忌以体

輕涼爲度

二曰脉並其根在心目增煩悶擲手出足翕翕思水口唾

白沫臥便浪語或驚恐不安其脉又數此茲若盛亦變爲

痹傍膀時悶或痢不止方

苦參　青葙各二兩　艾葉　甘草各一兩炙

右四味切以水四升煮取一升半分爲三分用羊胞盛

之以葦灌下部中若不利取芒消一方寸匕和冷水合

和服之日再服忌□酒蒜菘菜○案菘原作松據延寧本改

三曰皮蓋其根在肺必大喘鼻乾口中無水舌上白小便

赤如血蓋盛之時肯中滿悶或自稱得痓手掩兩脅不得

大欬徹背連脾疼眼寐不安此蓋毒傷五藏口便唾血方

急與芒消一兩以水一升半和分爲三服三日服止

訖以冷水浸手以熨脅間及腋下并背上及痛處止

可灸脾俞指灸側腋下第三肋間腋下空中七壯立止

四曰肉蓋其根在脾体热如火煩躁無汗心腹鼓脹食飲

無味食訖便嘔小便如血大便秘澁蓋盛之時或体腫目

赤不得安寐方

大黃一兩半切如小豆大以水一升浸一宿明旦絞
取汁一服五合許微利即止若熱不定亦可服芒消
一方寸匕日三以體涼為度
五曰內蒸所以言內蒸者必外寒內熱把手附骨而熱也
其根在五藏六腑之中其人必因患後得之骨肉自消食
飲無味或皮燥而無光蒸盛之時四肢漸細○案肢原作枝據乙本
改足趺腫起方
石膏十兩研如乳粉水和服方寸匕日再以體涼為
度外臺卷十三葉二至四上
療骨蒸以臭骨汁淋方

按

取枯朽骨碎五大升一切骨皆堪用唯洗刷刮不得遺骸有土氣但似有土氣即不差病

柳枝三大斗剉 枯棘針三大斗 桃枝三大斗剉

右四味以清水五大石煑之減半乃接出汁。案接原作濾攪瀝當本改又案接疑攪之誤別取清漿兩大石投釜中和骨重煑三兩沸然後攄濾出淨拭釜取此前後湯相和更報煖隨次取用使患者解髮令散以此湯潑頂淋之其湯令熱但不破肉爲準一舉淋湯遣盡若覺心悶即喫三兩口冷飯如不能坐即臥淋淋之湯之時自當大汗汗出少處仍偏淋之務取汗匀以袪惡氣淋訖可食一大椀熱葱豉粥仍煖覆取汗汗解以粉摩身連手足使周遍患重者

不過再淋，欲重淋時，量氣力淋此湯，若飲之尤佳。外臺卷十七

三葉
五上

灸骨蒸法圖

夫含靈受氣，稟之於五常；攝生乖理，降之以六疾。至若岐黄廣記，抑有舊經，攻灸單行，罕取今術。骨蒸病者，亦名傳屍，亦謂殗殜，亦稱伏連（案迦寧本作復連），亦曰無辜。丈夫以癖氣為根，婦人以血氣為本，無問少長，多染此疾，嬰孺之流，傳注更苦。其為狀也，發乾而聳，或聚或分，或腹中有塊，或腦後近下兩邊有小結，多者乃至五六，或夜卧盜汗，夢與鬼交通，雖目視分明，而四肢無力，或上氣食少，漸就沈羸，縱

延時日終於溘盡余昔忝洛州司馬當三十日○案當原作常據巡審本改灸活一十三人前後差者數過二百至如狸骨獺肝○案狸骨原作狸頭據巡審本改徒聞曩說金牙銅鼻罕見其能未若此方扶危拯急非止單攻骨蒸又別療氣療風或瘴或勞或邪或癖患狀既廣救愈亦多不可具錄略陳梗槩又恐傳授謬訛以誤將來今故具圖形狀庶令覽者易悉使所在流布頒於家藏未暇外請名醫傍求上藥還魂反魄何難之有遇斯疾者可不務乎

灸骨蒸及邪但夢與鬼神交通無不差之法

使患人平身正立取一細繩令於腳下緊踏男左女右其繩前

頭使與大拇指端齊後頭令當脚根後即引向上至曲䐐中○案䐐原作膕據熙寧本改大橫文便截繩使斷又使患人解髮分兩邊使見分頭路仍平身正坐乃取向所截繩一頭與鼻端齊引向上絡頭通過○案絡原作路據熙寧本改逐脊骨引繩向下盡繩頭下点著又別取小繩一頭与唇端齊合口處一頭向上至鼻底便截斷將此短小繩於前所点處中摺橫分兩边兩頭各點記使与中央初點處正橫相當此小繩兩頭是灸處當脊初点者非灸處只借為度其點拭却

又法

使患人平身正坐稍縮髆取一繩繞其項向前雙垂共鳩

割

尾蔽即截斷鳩尾是心岐骨人有無心岐骨者可從脊前兩岐骨下量取一寸即當鳩尾仍一倍斷繩向後取中屈處恰當喉骨其繩兩頭還雙垂當脊骨向下盡繩頭點著又別取一小繩令患人合口橫度兩吻便割斷還於脊上所點處橫分點如前其小繩兩頭是灸處長繩頭非灸處拭卻以前據通灸四處日別各灸七壯以上二七以下其四處並須滿二十壯未覺効可至一百壯乃停候瘡欲差又取度兩吻小繩子當前雙垂繩頭所點處逆脊骨上下中分點兩頭如橫點法謂之四花此後點兩頭亦各灸百壯此灸法欲得取離日量度訖(度)即下火唯須三月三日艾為

佳療差百日以来不用雜食灸後一月許日患者若未好差便須輒灸一如前法當即永差外臺卷十三葉十下至十二下

伏連

斷伏連解法

先覔一不開口葫蘆埋入地取上扇日開之煮取三匙
脂粥內其中又翦紙錢則將向新塚上使病鬼面向還
道背塚坐以紙錢及新綜圍塚及病人使匝别將少許
紙錢圍外與五道將軍使人一手捉葫蘆一手於坐傍
以一刀穿地即以葫蘆坐所穿地及坐葫蘆了使一不
病人捉兩箇鏁拍病人背呪曰伏連伏連解伏連伏連
不解刀鏁解又呪曰生人持地上死鬼持地下生人死
鬼即各異路呪訖令不病人即擲兩鏁於病人後必取

二鏁相背不背更取擲取相背止乃並還勿反顧又取爲日令病人騎城外車轍面向城門以水三升灰三重圍病人又作七箇不翻餅與五道將軍咒曰天門閉地戶閉生人死鬼各異路今五爲之日放捨即歸咒訖乃還莫迴頭此七 諸大良 外臺卷十三葉廿四至二十五上

瘧

金牙散主邪魅心腹刺痛病狀與前方同 日集此謂與前集驗方同也

金牙研 別研 雄黃研 丹砂研 礜石泥裹燒半日 寒水石 芫青

熬巴豆去心皮熬 朴硝 桔梗 茯苓 人參 貫衆

附子炮 蜀椒去汗目 露蜂房炙 龍骨 乾薑 牡桂

烏頭炮 石膏研 莽草炙 藜蘆 大戟 芫花熬 防風 貍骨炙 商陸根 大黃 細辛 虵蜕炙 玉支一作玉泉〇案此本元一至泉四字小注 貝母一作牙子即狼牙也〇案原无即至也四字小注

右三十二味等分下篩酒服五分匕日三忌猪肉冷水生菜生血肉大醋蘆笋外臺卷十三葉三十三十四至三十四

金牙散療江南三十六疰人病經年羸瘦垂死服之皆差并帶之能殺鬼氣逐尸疰諸惡癘不祥悉主之方出胡洽

金牙研 曾青研 消石研 礜石泥裹燒半日 石膏研 莽草 玉支一作玉泉 雄黃研 朱砂研 寒水石 龍骨 虵蜕皮炙 芫花熬 當歸 龍膽 大黃 細辛 防風 大

戰　芫花熬　冶葛炙（○案冶原作野，據熙寧本改）　菝葜　天雄炮　茯苓　附子炮　烏喙炮　乾薑　人參　桔梗　桂心　椒（去目汗）　貫衆　巴豆（去心皮熬）　鯉魚骨炙　蜂房炙　鸛骨炙（各一兩）

右三十六味，擣篩爲散，以酒服一錢匕，漸增五分匕，日三，并以三角縫囊貯散方寸匕，以繫頭及心上，大良。一方加蜈蚣、蜥蜴、雄黃、鑑鼻、麝香、毒公，合四十二味。忌豬肉、生血物、生菜、冷水、大醋、蘆筍。（外臺卷十三葉三十四至三十五上）

療尸疰鬼疰者，葛氏云：即是五尸之中尸疰，又挾諸鬼邪爲害也。其病變動，乃有三十六種至九十九種，大略令人寒熱沈沈嘿嘿，不的知其所苦，而無處不惡，累年積月，漸沈頓滯，以至於死，死後復注易傍人，乃至滅門。覺知此候者，宜急療之方：

獺肝一具

右一味，陰乾，擣末，水服一方寸匕，日三，如一具不差，更作。外臺卷十三第三十五方，原出備急。○案此方作下原有姚氏云神良五字，今刪。

療江南三十六疰丸，療疰滅門絶族，族疰遞中外，滅盡復易親友方：

雄黃研二分　麥門冬去心三分，一方用天門冬　皂莢去皮子炙　莽草炙各二分　鬼臼三分　巴豆去心皮熬二分

右六味擣篩蜜和為丸如小豆服二丸日一服忌鯉魚
野猪肉蘆笋

赤丸療人久疰室家相傳乃至滅族方

雄黃二兩研 馬目毒公鬼臼也 丹砂研 莽草炙 藜蘆炙 各二兩
巴豆八十枚去心皮熬 皂莢一兩去皮子炙 真珠一兩研

右八味擣篩蜜和丸如小豆一服二丸吐下惡物數十
枚忌野猪肉蘆笋生血物 外臺卷十三葉三十六至三十七

蜀金牙散療鬼疰風邪鬼語尸疰或在腰脊胸脅流無常處不
喜見人意志不定面目脫色目赤鼻張唇焦爪甲黃方

金牙一分研 蜈蚣炙 蜥蜴石上者炙 附子一枚炮 人參四分 蜣螂

七枚炙　徐長卿　芫青炙　斑貓去翅足熬，各十四枚　雄黃研，一分　桂心四分　鬼臼二分　野葛一分，炙　毒公三分　芫花二分　石長生　椒目去汗　大黃　甘草炙　虵蛻皮炙　露蜂房炙　曾青無藍青代　真珠別研　丹砂別研，各二分　鬼督郵　烏頭炮　狼毒各二分　石膏研，五分　蘭茹一分　蕪荑　鬼箭　藜蘆炙　鸛骨炙　雷丸　乾漆熬　鼈甲炙，各二分　狼牙四分　亭長七枚，炙　貝母二枚　凝水石五分　牛黃別研　胡燕屎各四分　桔梗三分　鐵精研，一分　消石二分，研

右四十五味，擣篩為散，先食酒服一刀圭，日再，不知稍增之。有蠱，隨大小便出也。忌猪肉、冷水、生葱、海藻、菘菜。

生血物狸肉 外臺卷十三葉二十七至二十八下

主鬼疰小腹痛不可忍 ○案宋臣按千金卷十七葉三十二上云崔氏用桃根白皮治疰在心腹痛不可忍者

取東引桃根枝削去蒼皮取白皮一握水二升煮取

半升服令盡差如未差定再服 大觀本草卷二十三桃枝條附方引葉廿九

鬼氣

療鬼氣辟邪惡阿魏藥安息香方

阿魏藥即涅盤經云央匱是也服法旦取棗許大研

之爲末又取牛乳一大升煎之五六沸停令熱定取

鴨子許大和攪服之更以餘乳盪盞飲之取盡至暮

又取安息香亦如棗許大分如梧子丸以熟牛乳服

之令尽。每日旦暮常然，若無乳者，即以煮肉汁服之。患久者不過十日，近者不過五日，不過二十日不愈便瘥。只以食脯肉之屬，但是一切菜不得近之，特忌特忌。禮部孫侍郎家中有此病，所在訪問，有人從梁漢來，云官人百姓服此得効者十餘家，孫侍郎即令依方進服，七八日即効，便以此法傳授親知，得驗者非一。余時任度支郎中，欲廣其効，故錄之。外臺卷十三葉四十上下

療夢與鬼神交通及狐狸精魅等方

野狐鼻炙　豹鼻炙各七枚　狐頭骨炙一具　雄黃　膃肭臍

鬼箭羽　露蜂房炙　白术　虎頭骨炙各一兩　阿魏藥二兩

炙驢馬狗駝牛等毛各四分燒作灰若骨並加死人腦骨一兩炙

右十五味並大秤兩擣篩為散攪使調勻又先以水煮松脂候烊接取以和散和散之時勿以手攪將虎爪攪和為丸如彈丸以薰患者欲熏之時蓋覆衣被勿令藥煙洩外別擣雄黃為末以猪脂燒藥氣度一如熏香法其藥欲於床下燒熏彌善忌桃李雀肉等外臺卷十三葉四十五

無辜

無辜閃癖或頭乾瘰癧頭髮黃聳分去或乍痢乍差諸狀既多不可備說大黃煎丸方

大黃九兩錦文新實者若微朽即不堪用削去蒼皮乃秤

療小兒無辜閃癖瘰癧或頭乾黃聳或下痢下差諸狀多者皆大黃煎主之

大黃九兩錦紋新實者若微朽即不中用削去蒼皮乃秤搗篩爲散以上好米醋三升和之置銅椀中於大鐺中浮湯上炭火煮之火不用猛又以竹木篦攪藥候任丸乃停於小瓷器中貯兒年三歲一服七丸如梧子日再服常以下青赤膿爲度若不下膿或下膿少者稍稍加丸下膿若多丸又須減病重者或

右一味搗篩爲散以上好米醋三升和之置銅椀內於大鐺中浮湯上炭火煮之火不用猛火以竹木篦攪藥候堪丸乃停於小瓷器中貯兒年三歲一服七丸如梧子日再服常以下青赤膿爲度若不下膿或下膿少者稍稍加丸下膿若多丸又須減病重者或至七八劑方盡根本大人小兒不等以意量之此藥唯下膿及宿結不令兒痢禁牛馬驢雞豬魚兔肉生冷粘滑油膩小豆蕎麥乳母亦同此忌 ○案右方圖經引之文有異以並錄於左

療無辜腦後兩畔有小結者方

凡無辜之病此結爲根欲療者先看結之大小然後取

至七八劑方盡根本大人小兒以意量之出姚惟下膿病結不令兒利須禁食毒物食乳者乳母亦同忌法 太觀本草卷十大黃條圖經引葉十六上

外臺卷十五第七葉 鎮心湯別離散入此 下於又卷六葉六頁七頁

細竹斟酌就得此法便截竹使斷狀如指環形仍將此竹就結自然不得轉動以火針針結子中央作兩下去針訖乃塗少許膏藥無者雜油亦得停待三兩日又如前數針敷更經一兩日當膿水自出若不出復如前針使膿潰盡結便自散餘法多用刀子鑷割者謂之割無章此來參詳殊不如針之以絕根本恐患者不盡故復再重說之 外臺卷十三葉四十七至四十八下

纂要方卷八

勞傷

黃帝問五勞七傷於高陽負，高陽負曰：一曰陰衰，二曰精清，三曰精少，四曰陰消，五曰囊下濕，六曰腰（一作背）脅苦痛，七曰膝厥冷不欲行，骨熱，遠視淚出，口乾，腹中鳴，時有熱，小便淋瀝，莖中痛，或精自出，有病如此，所謂七傷。一曰志勞，二曰思勞，三曰心勞，四曰憂勞，五曰疲勞，此謂五勞。黃帝曰：何以治之？高陽負曰：石韋丸主之方

石韋　蛇床子　肉蓯蓉　山茱萸　細辛　遠志

柏子人　菖蒲　杜仲　天雄　牛膝　續斷　赤

石脂　防風各三兩　栝樓根二兩半

右十五味，末之，煮膏蜜和丸，酒服如梧子三十丸，日三。七日愈，二十日百病除，長服良。千金方卷十九葉三十一下。右方宗匡校

云：崔氏無礬石、茯苓、澤瀉、桔梗、署預，有栝樓根二兩半。云白水侯方。行準案：此方外臺卷十七葉二引亘古今錄驗引素女方，藥味多寡互有出入。今千金方爲十九味，除崔氏引白水侯方所无者，爲十五味，錯如上方。

腎瀝湯　療五勞六極八風十二痹，補諸不足方

猪腎一具，去脂膜　附子四分，炮　芎藭四分　牡丹四分　桂心四分　茯苓八分　乾地黃六分　人參四分　桑螵蛸八分，炙　磁石八分，研如粉　牡荊子八分　當歸四分　黃耆八分　菖蒲八分

右十四味，切，以水一斗七升，煮腎取一斗一升，去腎肉

藥並取四升分四服忌羊肉餳冷水酢生葱蕪荑胡荽

治丈夫五勞七傷百病（○案病照寫本作年）無不補之乾漆散方

乾漆（八兩熬令煙斷）　茯苓（八兩）　石斛（八兩）　枸杞子（一升）　乾地黃（十兩）

遠志皮（五兩）　續斷（五兩）　菟絲子（五兩）　天雄（三兩炮）　桂心（三兩）

右十味擣篩為散每旦服一匕暮一匕酒飲皆得忌豬

肉冷水（○案冷水二字原在生葱蕪荑下據宋本改）生葱蕪荑

七味乾漆散方（韋都水服不踰月光悅倍常療虛羸無比）

乾漆（三兩熬煙斷）　乾地黃（八兩）　芍藥（二兩）　茯苓（二兩）　五味子（二兩）

食茱萸（四兩）　枸杞子（四兩）

右藥擣篩為散酒服方寸匕漸加至二七日二服以知

爲度忌蕪菁

五落散主五勞六極七傷八不足囊急胸脇脹滿背痛頭眩四肢重腰脊強環臍腹痛小便或難或數劇者大便去血欬欬少氣手足煩熱臥不能卒起○案卒原作舉據宋本、熙寧本改起行不能久立有病若此名曰內極或生悲憂恐怖生熱或飽食飲酒房室自極陽氣虛竭耳鳴消渴甚則手足浮腫逆害飲食名曰內消五勞七傷視病所苦加其藥方

大黃六分 麥门冬七分去心○案冬原作炙以意改 栝樓五分 白薇七分

甘草五分炙 當歸十分 乾地黃七分 山茱萸七分 桑螵蛸七分中炙

石斛九分安者 六 茯苓五分 桂心三分 鐵屑三分研 厚朴三分炙 吳

茱萸分二

右十五味合擣篩以白蜜一斤棗膏一斤當並之以温湯

浸之和溲切踈有前藥令次乾飲狀藥悉成又别取牛膝

五兩肉蓯蓉六兩附子三兩炮三物合擣下篩内諸藥

和令相得以酒服之方寸匕日三不知稍增之長肌肉

補不足久服益氣力若少氣加石斛消渴加栝樓○案

栝原作括樓宋本據寧本改 止痛法須大棗煮加芍藥腹中痛下膿血

加厚朴四兩炙四肢酸疼加當歸欲〻少氣加天門冬

白薇一名五若散忌海藻菘菜生葱蕪荑酢物鯉魚等

蒺藜散一名背著散療腰背痛少腹攣急脉雜白汗出○案

白原作自攟宋本艸寧本改耳聾陰痿腳冷皆其病候方

羊腎一隻作脯炙燥○案隻原作雙攟宋本艸寧本改 磁石六分研 天門冬五分去心 人參二分 防風三分 天雄三分炮 龍骨五分 茯苓三分○案原作一分攟宋本改 續斷七分 肉蓯蓉五分 玄參三分 乾地黃四分 桑白皮三分 白膠五分炙 乾漆五分熬

右十五味下篩空腹以大麥飲下二方寸匕日五六服

忌鯉魚豬肉冷水蕪荑酢等物

枸杞酒療五內邪氣消渴風濕下膈胷間氣頭痛堅筋骨彊陰利大小腸填骨髓長肌肉破除結氣五勞七傷去胃中宿食利耳目鼻衄吐血內濕風疰補中逐水破積瘀膿

惡疰血石淋憂㥏傷寒瘴氣煩躁滿悶虛勞喘吸逐熱破

血及腳氣腫痺方

用米一石爲一劑黍糯並得計常醸酒米一石用麴一斗此加五升弥佳其麴身唯須上好者末之

○案麴原作趜據廳事本改

枸杞三十斤去赤皮寸剉之以水一石浸之三日煮取五斗汁

生地黃二十斤洗去土細切共米同炊之

秋麻子三斗微熬細末蒸氣出以枸杞湯淋取汁　豆豉二斗以枸杞湯煮取汁

右四味地黃一味共米同蒸之三物藥汁總合得五斗

分半漬米饙半及麴和釀飯如人肌溫總和一酘蓋甕

口經二七日壓取封泥復經七日初一度釀用麻子二

斗多即恐令人頭痛服酒慎蕪荑生冷陳宿猪犬雞魚
麵蒜油膩白酒房室等服經一二七日將息痛退外臺卷十
七葉十至十三上案外臺卷三十一葉四十四上引崔氏枸杞酒方藥味同而文有小異今不更录
腎瀝湯療腎藏虛勞所傷補益方李子豫增損
羊腎一具切 黃耆二兩 乾薑四兩 當歸二兩 甘草二兩炙 黃芩二兩
遠志二兩去心 五味子三合 芍藥三兩 澤瀉二兩 人參二兩 茯苓二兩
大棗二十枚擘 桂心二兩 防風二兩 麥門冬四兩去心 乾地黃三兩
右十七味切以水一斗九升先煮腎減四升即去腎入
諸藥煮取三升二合絞去滓空腹分服八合日三忌生
葱酢物海藻菘菜蕪荑等外臺卷十七葉三十上

地黃酒療虛羸令人充悅益氣力輕身明目方雍州高長史得効

生地黃肥大者一石二斗擣以生布絞取汁四斗四升 杏人一斗去尖皮雙人熬擣末 大麻子一斗熬擣末 糯米一石暴乾 上麴一斗五升暴乾細剉

右五味先以地黃汁四斗四升浸麴候發炊米二斗作飯冷暖如人肌酘麴汁中和之候飯消更炊米一斗作飯酘如前法又取杏人麻子末各一升二合半和飯攪之酘麴汁中待飯消依前炊米飯一斗以杏人麻子末各一升二合半一如前法酘之凡如此可八酘訖待酒發定封泥之二七日壓取清每溫飲一升漸加至二升日再服令人能食久飲之去萬病婦人服之更佳無子者

令人有子忌蕪荑○案本方與外臺卷三十一
葉五十四至五十五重

療虛羸無比署預丸方

署預二兩　蓯蓉四兩　牛膝二兩　菟絲子二兩酒漬　杜仲二兩　五味
子十分　澤瀉二兩　乾地黃三兩　巴戟天二兩　茯神三兩本方作茯苓
山茱萸二兩　赤石脂二兩

右十二味擣篩以蜜和丸如梧子食前以酒下二十丸
至三十丸日再夜一服無所忌唯禁大醋蕪荑蒜陳臭
物服之七日令人健四體潤澤脣口赤手足暖面有光
澤消食身體安和音聲清明是其驗十日後日長肌肉
其藥通中入腦鼻必酸疼不可怪若欲求大肥加燉煌

石膏二兩若失性健忘加遠志一兩少津液加柏子人一兩一月許可充足外臺卷十七葉三十四至三十五右二方未擧考叙

淮南五香丸療虛勞不思飲食不生肌膚三焦不調大便秘澀此藥和腸藏并療癖飲百病方

大黃一斤前胡二兩茯苓一兩細辛一兩蓯蓉一兩半夏一兩湯洗當歸一兩葶藶子一兩熬芍藥一兩

右九味擣篩蜜和擣萬杵丸如梧子食前以湯飲下五丸日再服加至十丸忌生菜酸酢物羊肉餳等外臺卷十七葉三十七至三十八上右方系出集驗云崔氏同

狐威咳

療狂犬咬人方

凡被狂犬咬即急嗍去血急吐之勿錯嚥之然後擣杏人和大蟲牙搗作餅子貼瘡上頓灸二七壯從此以後每日灸一兩壯貼杏人餅子灸之須要滿百日乃止百日內必莫使瘡差○案瘡字原刊空缺據宋本醫事本補此無大蟲牙可單用杏人亦得狂狗咬人每至七日即合一發值至七日即須擣韭汁服一大合日再服之從非至七日但一日兩日服一兩合○案但原作俱據宋本改大妙如冬月無可取韭根擣汁服之又三兩日取杏人一合擣碎熬研濾取汁和大蟲牙末無牙末齒骨亦可用

纂要方卷九

諸瘕

療鼈瘕方

大黄六銖 乾薑半兩 附子九銖炮 人參九銖 䗪蟲大一寸者七枚熬 ○案此藥原在細辛下據宋本移 側子半兩炮 桂心六銖 貝母半兩 白术一兩 細辛十八銖

右十味擣下篩以酒服半方寸匕日三忌生菜生葱桃李雀肉 ○案原脱生至肉八字據宋本迴宋本補 猪肉冷水 外臺卷十二葉三十六下

療蚘瘕大黄湯方

大黄半兩 芒消如雞子一枚 烏魚骨三枚 ○案原作烏鰂魚骨據宋本改 黄芩

半兩皂莢六枚如猪牙者炙去皮子○案此藥原在甘草下據宋本移 甘草如大指一尺炙

右六味㕮咀以水六升煮之三沸下絞去滓内芒消適寒温盡服之十日一劑著作如上法欲服之宿無食平旦服當下病也忌海藻菘菜○案原脱忌至菜五字據宋本幷宋本補 外臺卷

■卄二葉 三十七上

面脂

蠟脂方○案蠟幷宋本作臘

白蠟十兩煉令白○案蠟宋本作鑞幷宋本作臘白原作自據宋本幷宋本改 桃花 菟

紅子 白芷 木蘭皮 細辛 辛夷人 白茯苓

土瓜根 栝樓根 白附子 杜蘅 桃人去皮 杏人

去皮各三分 蔓菁子油二升半 羊髓 牛髓 鹿髓脂各一合

右十八味並細切以苦酒漬一宿用上件脂油髓脂等煎如面脂法其蔓菁油酒在前煎令出然始下○案然原作後據宋本寅本改下同熙臘蠟髓訖內諸藥候白芷色黃膏成任用

每以澡豆洗面然以塗之

常用臘脂方

蔓菁油三升 甘松香一兩 零陵香一兩 辛夷人五分 白朮二分○案原作二升據宋本改 細辛五分 竹茹一升 竹葉切五合 白茯苓三分 蘼蕪花三分 羊髓半升以水浸去赤脈鍊之 麝香任意多少○案原作任易據宋本改補

右十二味切以綿裹酒浸經再宿絞去酒以脂中煎緩

火令微似沸。案原脫微似兩字據宋本補三日許香氣極盛膏成乃鍊蠟令白。案蠟宋本正寧本作臘看臨熟下臘調軟硬得所。案軟原作葜據宋本正寧本改貯用之外臺卷三十二葉五至六

頭風

松脂膏療頭風鼻塞頭旋髮落復生長髮去白屑方

松脂 白芷各四兩 天雄 莽草 躑躅花各一兩 秦艽 獨活 烏頭 辛夷人 甘松香 零陵香 香附子 藿香 甘菊花各二兩 蜀椒 芎藭 沈香 牛膝 青木香各三兩 松葉切一升 杏人四兩去皮碎

右二十一味切以苦酒二升半漬一宿用生麻油九升

微火煎令酒氣盡不飽吃去滓以摩頂上髮根下一摩
之每摩時初夜卧摩時不用當風晝日依常檢校東西
不廢以差為度

蓮子草膏療頭風白屑長髮令黑方

蓮子草汁二升 松葉 青桐白皮各四兩 棗根白皮三兩 防
風 芎藭 白芷 辛夷人 藁本 沉香 秦艽
商陸根 犀角屑 青竹皮 細辛 杜若 蔓荊子
各二兩 零陵香 甘松香 白术 天雄 柏白皮
楓香各一兩 生地黃汁五升 生麻油四升 猪鬃脂一升 馬鬐膏
一升 熊脂二升 蔓青子油一升

右三十味細切，以蓮子草汁并生地黃汁浸藥再宿，如無蓮子草汁，加地黃汁五小升○案加原作如，據宋本[illegible]寧本改浸藥，於微火上內油脂等和煎九上九下，以白芷色黃膏成，布絞去滓。欲塗頭，先以好泔沐髮，然以傅頭髮○案然原作後，據宋本改摩至肌，又洗髮，取桑根白皮剉一升，以水三升煮取一升，去滓，以沐頭髮，塗膏驗外臺卷三十二葉二十九至三十一

右二方原出第二卷中

澡豆

澡豆悅面色如桃花，光潤如玉，急面皮，去䵟黵粉刺方

白芷七兩　芎藭五兩　皂莢末四合○案原作四兩，據宋本改　萎蕤　白朮

各五兩　蔓荊子二合　冬瓜人三兩　梔子人三合　栝樓人三合　蓽豆三升　猪胰一合　桃人一升去皮　鷹屎三枚　商陸三兩細剉

右十四味，諸藥擣末，其冬瓜人、桃人、梔子人、栝樓人別擣，次下其猪胰、鷹屎，合擣，令相得，然後下諸藥，更擣，令調，以冬瓜瓤汁和為丸。每洗面，用漿水以此丸當澡豆用訖，傅面脂，如常粧飾，朝夕用之，亦不避風日。外臺要卷三十二葉五十上右方　原未著卷數

口脂

燒甲煎香澤合口脂方

蘭澤香半斤　零陵香一斤　甘松香五兩　吳藿香六兩　新壓烏麻

油一升

右五味並大斤兩揀擇精細燒水淨洗以酒水漬使調勻

經一日一夜並著銅鐺中緩水煮之經一宿通前滿兩

日兩宿唯須緩火煎訖濾去香滓澄取清以綿濾總訖

內著瓷坩中勿令香氣洩出封閉使如法

沈香一斤 丁香 甲香各二兩〇案二原作一擣半本脫寧本補 麝香

薰陸香 艾納香各半兩 白膠香 蘇合香各一兩

右八味並大斤兩令別擣如麻子大先鍊白蜜去上沫

盡即取沈香等於漆盤中和之使調勻若香乾取前件

香澤和使勻散內著瓷器中使密看瓶大小取香多少

别以綿裹以塞瓶口候急量之仍用青竹篾三條棧之
即覆瓶口於前件所燒香澤瓶口上仍使兩口上下相
合然後穿地埋著香澤瓶口共地平覆合香瓷瓶令露乃
以濕紙纏瓶口相合處然後以麻搗泥瓶口邊厚三寸
盛香瓶上亦令遍厚一寸以炭火燒瓶四邊須炙使↓
薄乾然後始用糠火馬糞火亦佳燒經三宿四日勿得
斷火看之必使調勻不得有多少之處香汁即下不勻
三宿四日燒訖即住火其香澤火傷多即焦令帶少生
氣佳仍須經兩日使香餅冷訖○槳餅原作餅擂宋本避寧本改然後
始開其上瓶摠除却更取别瓶內一分香於瓶中燒之

一依麻法若無別瓶還取舊瓶亦得其三分者亦並燒
訖未得取用仍經三日三夜停除火訖又經兩日其甲
煎成訖澄清斟量取依色鑄瀉其沈香少即少著亦擇
只一遍燒上香瓶亦得好味五升銅鐺一口銅鉢一口
黃蠟一大斤右件蠟置於鐺中緩火煎之使沫銷盡然
後傾鉢中停住少時使蠟冷凝還取其蠟依前銷之即
擇紫草一大斤用長竹箸挾取一握置於蠟中煎取紫
色然後擢出更著一握紫草以此為度煎紫草盡一斤
蠟色即足若作紫口脂不加餘色若造肉色口脂著黃
蠟紫蠟各少許若朱色口脂凡一兩蠟色中和兩大豆

許朱砂即得但擣前件三色口脂法一兩色蠟中著半
合甲煎相和著頭點置竹上看堅柔得所瀉著竹筒中
斟酌凝冷即解看之

煎甲煎先須造香油方

零陵香　藿香各一兩並剉之以酒拌微濕用綿裹内烏麻生油二升緩火一宿後去滓

將油安三升瓶中掘地作坑埋瓶於中瓶口向地面平

沈香一斤　小甲香八兩

麝香三兩　蘇合香一兩

右六味並擣為大豆粒以塞排内一小角瓶中用竹篾
封其口勿令香漏將此角瓶倒插土中瓶口内以紙泥
泥兩瓶接口處不令土入用泥泥瓶上厚六七分用

全漢三國六朝唐宋醫方　一

糠火一石燒上甑其火微微不得烈使糠盡乃成矣

外臺卷三十二葉五十四至五十六下

造燕脂法

造燕脂法

準紫鉚一斤別擣白皮八錢別擣碎〇案八原作入據宋本改胡桐淚半兩

波斯白石蜜兩碟

右四味於銅鐵鐺䥶中著水八升急火煮水令魚眼沸內紫鉚又沸內白皮訖攪令調又沸內胡桐淚及石蜜總煮十餘沸紫鉚並沉向下即熟以生絹濾之漸漸浸疊絮上好淨綿亦得其番餅小大隨情每浸訖以竹夾

霜

如乾脯獵於炭火上炙之燥復更浸浸經六七遍乃成若得十遍以上益濃美好（外臺卷三十二葉五十七至五十八上）

造水銀法

造水銀霜法

水銀　石硫黃　伏龍肝各十兩（細研）　鹽花一兩（鹽末是也）

右四味以水銀別鐺熬石硫黃碎如豆並別鐺熬之良久水銀當熱石硫黃（○案硫原作流據宋本改）消成水即併於一鐺中和之宜急傾併之不急即兩物不相入併訖下火急攪不得停手若停手即水銀別在一邊石硫黃為灰死亦別在一處攪之良久硫黃成灰不見水銀即與伏龍

肝和攪令調并鹽末攪之令相得別取鹽末羅於鐺中令遍底厚一分許乃羅硫黃伏龍肝鹽末等於鐺中次覆蓋餅勻令全遍底羅訖乃更別羅鹽末覆之亦厚一分許即以盆覆鐺以灰鹽和土作泥塗其縫勻令乾燥燥即塗之唯令不泄氣火氣飛之一復時開之用火先緩後急開訖以老雞羽掃取皆在盆上凡一轉除即分舊土為四分以一分和成霜研之令調又加二兩鹽末準前法飛之訖棄其土又以餘一分土和飛之四分凡得四轉及初飛與再轉每一轉則棄其土五轉而土盡矣若須多轉更用新土依前法飛之七轉而可用之外甚

卷三十二葉五
十八至五十九
鹿角桃花粉方

鹿角粉方

取角三四寸截之乃向炊竈底燒一遍去心中虛惡者并除黑皮訖擣作末以絹篩下水和帛練四五重置角末於中綬作團大小任意於炭火中熟燒可將出火令冷又擣碎作末還以水和更以帛練四五重綬作團如此四五遍燒擣碎皆用水和已燒更三遍用牛乳和擣一依前法更擣碎於瓷器中用玉鎚研作末將和桃花粉佳

桃花粉方

光明砂 雄黄 熏黄並研末 真珠末〇案珠原作硃，據熙寧本改

鷹糞 珊瑚 雲母粉 麝香用當門子 鹿角粉無問多少各等

分

右九味研以細為佳，就中鹿角粉多少許無妨外臺卷三十二

葉五十九下至六十上

纂要方卷十

求子

療月水不利閉塞絶產十八年服此藥二十八日有子金城太守白薇丸方

白薇 細辛各五分 人參 杜蘅 厚朴炙 牡蒙 半夏洗 白殭蠶 秦艽 當歸 紫菀各三分 牛膝 沙參 桔梗 乾薑各二分○案原作丹參三分桔三分據影宋本改 蜀椒汗 附子炮 防風各六分

右十九味末之蜜和丸先食服如梧桐子三丸不知稍增至四五丸此藥不長將服○案長原作可據影宋本改 覺有身則止用大驗忌餳猪羊肉冷水生葱生菜 外臺卷三十三葉九至十右方

原出千金云崔氏同有桔梗丹參各三分今改爲十九味

妊娠

半夏茯苓湯療妊娠阻病心中憒悶空煩吐逆惡聞食氣頭眩重四肢百節疼煩沉重多臥少起惡寒汗出疲極黃瘦方

半夏洗 生薑各五兩 旋復花一兩 橘皮二兩 茯苓三兩 細辛 芎藭 人參 桔梗 甘草炙各二兩 芍藥二兩 乾地黃三兩

右十二味切以水一斗煮取三升分三服忌豬羊肉餳菘菜海藻生菜蕪荑外臺卷三十三葉二十二

右方未舉卷數

神驗胎動方○案此方爲文仲引徐王方今刪去徐王効三字

當歸六分　芎藭四分

右二味以水四升已上文仲米醋二升煎二十沸服已上本書

若胎死即出此用神驗血上心腹滿者如湯沃雪[illegible]

[illegible]

右方據文仲備

安胎寄生湯療流下方

桑上寄生五分　白朮五分　茯苓四分　甘草十分炙

右四味切以水五升煮取二升半分三服若人壯者可

加芍藥八分足水二升若胎不安腹痛端然有所見加

乾薑四分即安忌海藻菘菜酢物桃李雀肉等外臺卷三十四

葉二十六右方原出文仲云崔氏同

療婦人懷妊數傷胎方

鯉魚二斤　粳米一升

右二味如法作臛少著鹽勿著葱豉醋食之甚良一月中頓三過作效安穩無忌（外臺卷三十三葉二十八右方原出廣濟云崔氏同）

療妊娠漏胞方

乾地黄四兩　乾薑二兩

右二味擣篩酒服方寸匕日再服

又方

乾地黄擣末以三指撮酒服之不過三服甚良（外臺卷三十三葉〔臣注云崔氏取雞血和藥中服今無此七字〕三十三〇葉千金方卷二葉二十引此方文有異字）

療妊娠體腫有水氣心腹急痛滿方

茯苓 白术各四兩 旋覆花二兩 杏人去皮尖 黄芩各三兩

右五味切以水七升煮取二升半分二服服別溫飲之

○案原脫服別溫三字據延寧本補 忌桃李雀肉酢物等外臺卷三十三葉二十八下

治妊娠患瘧湯方

恒山二兩 甘草一兩 黄芩三兩 烏梅十四枚 石膏八兩

恒山 竹葉各三兩 石膏八兩 糯米一百粒 ○案千金作粳米

右四味㕮咀以水六升煮取二升半去滓分三服第一服取未發前一食頃服之第二服取臨欲發服之餘一服用以塗頭額及胸前五心藥滓置頭邊當一日勿近

水及進飲食過後乃進粥食千金方卷二葉二十四右 方撮千金方補宋臣校注云外臺卷三十三葉三十引崔氏此方不云崔氏同

逆產

療逆產方

塩塗兒足底又可急搔爪之并以塩摩產婦腹上即愈

又方

塩和粉塗兒兩足下即順矣

又方

又彈丸二枚擣末三指撮溫酒服外臺卷三十三葉六十四至六十五右三

方原出小品云崔氏同

療逆產方

燒錢令赤內酒中飲之

又方

夫陰毛二七枚燒以豬膏和丸如大豆吞兒手即持丸出神驗

又方

朱書左足下作千字右足下作黑字

又方

生不出手足先見燒蛇脫皮末服刀圭亦云三指撮

面向東酒服即順

又方

真丹刀圭塗兒腋下

又方

以手中指取釜底墨煤交畫兒足下順出 外臺卷三十三葉六十五 右六方原出集驗云崔氏同

療逆產難産數日不出者方

取桃人中破書一片作可字一片作出字還合吞之

療逆產方

取車肚中膏畫腋下及掌心

療逆產胞衣不出方

取竈屋上墨塵酒服之 外臺卷三十三葉六十六 右三方東出刪繁云崔氏同

橫產

療橫產及側或手足先出方

可持麤鍼刺兒手足入二分許兒得痛驚轉即縮自當迴順 外臺卷三十三葉六十六 上右方東出小品云崔氏同

療橫生方

取梁上塵三指撮酒服之 外臺卷三十三葉六十六 右方東出集驗云崔氏同

療縱橫不可出方

用菟絲子末酒若米汁服方寸匕即出車前子亦好

服如上法

又方

服水銀如大豆一枚外臺卷三十三葉六十六下 右二方並出文仲云崔氏同

子死腹中

療子胎在腹中恐死不下方

當歸　芎藭各二兩

右二味以好釅醋二升煮藥二十沸頓服之若胎已死即下如胎未死即便安穩也

療子死腹中又娠兩兒一兒活一兒死令腹中死者出生者安此方神驗萬不失一

蟹爪一升 甘草二尺炙切 阿膠三兩炙

右三味以東流水一斗先煮二味取三升去滓内膠令烊頓服不能頓服分再服若人困拗口下藥入即活煎藥宜東向竈以茅葦薪煮之

療姙身熱病子死腹中欲出之方○案欲原作又據醫宙本改

烏頭一枚

右一味細擣水三升煮取大二升稍稍摩臍下至陰下胎當立出

又方

以苦酒濃煮大豆一服一升死兒立下不能頓服再

服之亦得

療子胎在腹内已死方

甘草一尺炙 蒲黄一合 筒桂四寸 香豉二升 雞子一枚

右五味切以水六升切以水六升煮取一升頓服胎胞

穢惡盡去大良 外臺卷三十三葉六十七至六十八

療子死腹中方

真珠二兩酒服盡立出

又方

取竈下黄土三指酒服之立出當著兒頭上

療胎死在腹中方

取三家雞卵各一枚三家鹽各一撮三家水各一升合煮令產婦面東向飲之立出

又方

取瞿麥一斤○案瞿原作矍據熙寧本改以水八升煮取二升分再服不出更服

又方

葵子一升膠五兩○案阿膠上原有阿字據熙寧本刪水五升煮取二升頓服出閉日又服外臺卷三十三葉六十六至六十七右五方原出集驗云崔氏同

療或半生胎不下或子死腹中或半著脊及在草不產血氣上搶心母面無顏色氣欲絶方

猪膏一升 煎 白蜜一升 淳酒二升

右三味合煎取二升分再服不能隨所能服之

子死腹中不出方

以牛屎塗母腹上立出

又方

榆皮切一升○案原作一兩 擣篩本改 熬朱一兩○案原作珍珠 擣篩本改

右二味以苦酒三升煮取一升頓服死兒立出 外臺卷三十三

葉六十六至六十七右三方原出文仲云崔氏同

療子死腹中方

取夫尿二升煮令沸飲之 外臺卷三十三葉六十九上右方原出救急云崔氏同

胞衣不出

療胞衣不出方

取夫單衣蓋井上

東竈突中土三指中立出

療胞衣不出方

取苦酒服赤朱一兩○案原作赤米 據延寧本改

又方

雞子一枚苦酒一合和飲之即出

又方

當戶燒黍穰即出 外臺志三十 三葉六十九至七十 右四方原出廣濟 云崔氏同

療胞衣不出方

取皂莢擣末著鼻孔中嚏即出

又方

鹿角末三指撮酒服之（外臺卷三十三葉七十上右 二方並出小品云崔氏同）

療婦人傷娠及胎死腹中胞衣不出産後疾病及諸困遏欲死方

刺取羊血及熱飲之不能者人含之（吐）與飲多益善若不能咽嗽少塩又水潠其面此方神驗

胞衣不出方

以洗兒水服半杯即出

療胞衣不出腹中滿則殺人方

但多服猪膏又大豆一升苦酒一斗煮取三升分三服

又方

吞雞子黄兩三枚解髮刺喉中令得嘔即出若困極死者以水一升煮栝樓（蛄螻）一枚三兩沸寫（服）口中汁下即出（集驗作以水一升煮栝樓一枚三兩沸寫口中汁下即出據本書改 外臺卷三十三葉七十右四方原出延年秘錄兩三方云崔氏同并四方據延年補）

療胞衣不出并兒橫倒死腹中母氣欲絶方

↑半夏二兩洗 白歛二兩

右二味擣篩服方寸匕小難一服橫生二服倒生三服

兒死四服亦可加代赭瞿麥各二兩

又方

小豆麥相和濃煮汁飲之立出

療胞衣不出方

取炊箄當戶前燒之 外臺卷三十三葉七十一上 右三方原出救急云崔氏同

療胞衣不出令胞爛牛膝湯方

牛膝四兩 滑石八兩 當歸三兩 通草六兩 葵子一升 瞿麥四兩

右六味切以水九升煮取三升分三服忌牛狗肉 一方通草作蒲草

又方

服蒲黄如枣大良

又方

生男吞小豆七枚生女吞二七枚

又方

生地黄汁一升苦酒三合煖服之不能頓服再服之

又方

澤蘭葉三兩 滑石屑五兩 生麻油二合

右三味以水一升半煮澤蘭取七合去滓内滑石生麻油頓服之 外臺卷三十三葉七十一至七十二 右五方原出必効云崔氏同

下乳汁方

療乳汁不下方

鼠肉五兩 羊肉六兩 麞肉八兩

右三物□案物原作味據遐寧本改合作臛啖之勿令食者知 外臺卷三十四葉五上

療婦人乳無汁方

以母猪蹄四枚治如食法以水二斗煮取一斗去蹄土瓜根通草漏蘆各三兩以汁煮取六升去滓内葱白豉如常法著少米煮作稀葱豉粥食之食了或身體微微熱有少許汗佳乳未下更三兩劑甚驗 外臺卷三十四葉三上右方亦出廣濟云崔氏同

療乳無汁方

土瓜根末酒服半錢匕乳日下如流水ㄙ

下乳汁方〇案汁字原脫據迎春本補

母猪蹄一具麤切以水二斗煮令熟餘五六升汁飲之甚良

又方

猪蹄二枚炙擣碎　通草八兩切

右二味以清酒一斗浸之稍稍飲盡不出更作

又方

栝樓根切一升酒四升煮三沸去滓服半升日三良

又方

栝樓青色大者一枚熟擣以白酒一斗〇案原作一升擣小島氏從千金方校改煮取四升去滓温飲一升日三若無大者用小者兩枚無青色者黄色者亦好外臺卷三十四葉三至五上右五方

並出千金云崔氏同

産後諸疾

羊肉湯療産後腹中心下切痛不能食往來寒熱若中風乏氣力方

羊肉三斤　當歸　黄芩　甘草炙　芎藭　防風各二兩

芍藥三兩　生薑四分

右八味切以水一斗二升煮羊肉減半煮藥取三升分溫三服忌如常服外臺卷三十四葉十八至十九右方原出千金云崔氏同

療產後虛羸喘乏或乍寒乍熱狀如瘧名爲蓐損豬腎湯方

豬腎一具去脂四破　香豉一升綿裹口案原脫綿裹二字據聖濟本補　白粳米一升

葱白一升切　人參　當歸各二兩

右六味切已上廣濟以水三斗煮取五升去滓分溫便飲之已上

本書外臺卷三十四葉二十四至二十五上右方據廣濟補

大豆紫湯主婦人產後中風困篤或背強口噤或但煩熱苦渴或頭身皆重或身癢劇者嘔逆直視此皆因風冷濕

所爲方

大豆三升，炒令炮斷○案原脱令炮斷三字據醫心方補，預取黑盛清酒五升，沃熱豆中，訖，漉去豆，得餘汁盡服之，溫覆取微汗出，身體潤則愈。一以去風，二則消血結云已上。小品

如中風口噤，加雞屎白二升，和豆熬更佳已上本書外。

基耆三十四葉二十五至二十六

右方據小品方補

甘草湯，治在蓐中風，背強不得轉動，名曰風痓方。

甘草　乾地黃　麥門冬　麻黃各二兩　芎藭　黃芩　栝樓各三兩　杏人五十枚　葛根半斤　前胡三兩

右十味，㕮咀，以水一斗五升、酒五升，合煮葛根，取八升，

去滓，内諸藥，煮取三升，去滓，分再服，一劑不差，更合良。千金方卷三第九下　右方宋臣校云崔氏有前胡三兩，今據語原方九方合成十味

治產後卒淋、氣淋、血淋、石淋，石韋湯方

石韋二兩　榆皮五兩　黄芩二兩　大棗三十枚　通草二兩　葵子二升　白朮三兩

右七味，㕮咀，以水八升，煮取二升半，分三服。千金方卷三第二十九下　右方據宋臣校語原方有甘草二兩、生薑三兩，今據校注刪存此方

治產後渴不止，栝樓湯方

栝樓根四兩　人參三兩　麥門冬三兩　大棗二十枚　蘆根五兩　乾地黄二兩

右六味㕮咀以水一斗二升煮取六升分六服千金方卷三葉

三十下右方據宋臣校注緣原方人參下有甘草二兩蘆根原作土瓜根今依據校注改存六味

纂要方卷十之上

產乳序論

夫人生壽夭雖有定分中間枉橫豈能全免若調攝會理或可致長生若將護乖方乃胎乳傷從且中人之性識異弘遠言及產育情多鄙之都未知此道幽深博施廣僕褰帷之暇頗敦經史逮乎藥術彌復關懷今歷選群方集申短思苟非切要詎能載録晚述職孤戍。案戍原作城據熙寧本改空莊四逸尋醫訪道理闕多疑豈得坐而相守以俟其斃此書所記故録於此蓋擬備諸私室未敢貽厥將來必有以為要亦所不隱也余因披閱巒公調氣方中見巒公北平陽道慶者其一妹二女並皆產死有兒婦臨月情用憂慮入山尋余請覓滑胎方余報言少來多遊山林未經料理此事然當為思量或應可解慶傳一宿余輒憶想當生之類緣何不聞有產死者媒女偏生賤婢獨產亦未聞有產死者此當由無人逼佐得盡其分理耳其產死者多是富貴家聚居女婦輩當由兒始轉時覺痛便相告報傍人擾擾令其驚怖驚怖蓄結生理不和和氣一亂痛切唯甚傍人見其痛甚便謂至時或有約髻者或有力腹者或有冷水潠面者努力強推兒便暴出蓄聚之氣一時奔下不止便致運絕更非他緣至且以此意語慶慶領受無所

闃然猶若見邀向家乃更與相隨借其家十餘日〻晡時
見報云兒婦腹痛似是産候余便教屏除床案遍一房地
布草三四處懸繩繫木作桁（四寫本改同 ○案桁原作衡擿）度高下令得蹲當腋得憑當
桁下數慢氈恐兒落草誤傷之如此布置訖令産者入位
語之坐臥任意為其說方法各有分理順之則全逆之則
死安心氣勿怖強此産亦解人語〻訖閉戶〻外安床余
共慶坐不令一人得入時〻隔戶問之何似答言小痛可
忍至一更令爛煮自死牝雞取汁作粳米粥〻熟急手攪
使渾〻適寒温勸令食三升許至五更將末便自産聞兒
啼聲始聽人入産者自若安穩不異云小〻痛來便放體

長吐氣痛乃止蓋任分和氣之効也慶問何故須食雞肉汁粥答云兆雞性滑而濡庶使氣滑故耳問何不與肉答云氣將下恐肉不卒消為妨問何以故粥答云若飢則氣上氣下則速產理不歟令氣上故耳慶以此為產術之妙所傳之處無不安也故知鑾公隱思妙符神理然則日遊反支之類復何豫哉但以婦人怯弱臨產驚遽若不導以諸法多恐志氣不安所以撿諸家方法○案撿原作簡擴備題避寧本改下同

以左其間取捨各任量裁

凡婦人產雖必須先撿此書推所投月日知犯忌各須豫慎不得犯之其次應○案巡寧本作次應須帳幕皮醋藏衣等物之

類並早經營入月可須使之若不豫備臨急周遽○案周原作用本改攝理要事必致闕唯舊經事者始達此言豫備不虞古之善教也

凡產者雖是穢惡然將痛之時及未產已產皆不得令死喪汙穢家人來視之必產難若已產者則傷子

凡產法唯須熟忍不得逼迫要須兒痛欲出然後抱腰傍人不得驚擾浪作形勢但此事鸞公法中已經商略無用師巫妄述已然横相牽撓失其本性今故重述特宜防也

年立成圖法○案小島氏校云案據目錄圖字疑衍

女人年十三行年在庚申反支在正月七月禍害在南方離絕命在東南巽生氣在西南坤宜唤西南

黃衣師看產：婦宜著黃衣，臥西南首。懸尸在辰戌日，閉肚在辛，八壯在甲。○案：壯，此寫本作肚；甲，原作申，據此寫本改。

女人年十四，行年在巳未，反支在八月、二月，禍害在西南，坤絕命在西南，兌生氣在南方，離宜喚南方。

赤衣師看產：婦著赤衣，臥南首。懸尸在卯酉日，閉肚在壬，八壯在癸。○案：原作行年在巳亥，此寫本作巳未，今據小島氏校改。

女人年十五，行年在戊午，反支在三月、九月，禍害在西北，乾絕命在東北，艮生氣在北方，坎宜喚北方。

黑衣師看產：婦宜著黑衣，臥北首。懸尸在寅申日，閉肚在癸，八壯在壬。

女人年十六，行年在丁巳，反支在四月、十月，禍害在東北，艮絕命在西北，乾生氣在東方，震宜喚東方。

青衣師看產：婦宜著青衣，臥東首。懸尸在丑未日，閉肚在申，八壯在辛。

女人年十七，行年在丙辰，反支在五月、十一月，禍害在東方，震絕命在北方，坎生氣在東北，艮宜喚東

北方黄衣師看産〻婦宜着黄衣卧東北
首繫尸在子午日閉肚在乙八壮在庚
女人年十八 行年在乙卯反支在六月十二月禍害在北
方坎絶命在东方震生氣在西北乾宜唤西
北方黑衣師看産〻婦宜着黑衣卧西北
首繫尸在巳亥日閉肚在丙八壮在丁
女人年十九 行年在甲寅反支在正月七月禍害在東南
巽絶命在南方離生氣在西方兊宜唤西方
白衣師看産〻婦宜着白衣卧西首
繫尸在辰戌日閉肚在丁八壮在丙
女人年二十 行年在癸丑反支在二月八月禍害在西方
兊絶命在西南坤生氣在东南巽宜唤东南
方青衣師看産〻婦宜著青衣卧東南
首繫尸在卯酉日閉肚在庚八壮在乙
女人年二十一 行年在壬子反支在三月九月禍害在南
方離絶命在东南巽生氣在西南坤宜唤
西南方黄衣師看産〻婦宜著黄衣西卧
南繫首尸在寅申日閉肚在辛八壮在甲
女人年二十二 行年在辛亥反支在四月十月禍害在西
南坤絶命在西方兊生氣在南方離宜唤

南方赤衣師看產〻婦宜著赤衣卧南
首懸尸在丑未日閉肚在壬八壮在癸
女人年二十三行年在庚戌反支在五月十一月禍害在西北乾絶命在東北艮生氣在北方坎宜
喚北方黑衣師看產〻婦宜著黑衣卧北
首懸尸在子午日閉肚在癸八壮在壬
女人年二十四行年在己酉反支在六月十二月禍害在東北艮絶命在西北乾生氣在東方震宜
喚東方青衣師看產〻婦宜著青衣卧東
首懸尸在巳亥日閉肚在甲八壮在辛
女人年二十五行年在戊申反支在正月七月禍害在東方震絶命在北方坎生氣在東北艮宜喚
東北黄衣師看產〻婦宜著黄衣卧東北
首懸尸在辰戌日閉肚在乙八壮在庚
女人年二十六行年在丁未反支在二月八月禍害在北方坎絶命在東方震生氣在西北乾宜喚
西北方白衣師看產〻婦宜著白衣卧西
北首懸尸在卯酉日閉肚在丙八壮在丁
女人年二十七行年在丙午反支在三月九月禍害在東南巽絶命在南方離生氣在西方兑宜喚

西方白衣師看產〻婦宜著白衣臥西
首懸尸在寅申日閉肚在丁八壯在丙
女人年二十八行年在乙巳反支在四月十月禍害在西
方兌絕命在西南坤生氣在東南巽宜喚
東南青衣師看產〻婦宜著青衣臥東南
首懸尸在丑未日閉肚在庚八壯在乙
女人年二十九行年在甲辰反支在五月十一月禍害在南
方離絕命在東南巽生氣在西南坤宜喚
西南黃衣師看產〻婦宜著黃衣臥西
南首懸尸在子午日閉肚在辛八壯在甲
女人年三十行年在癸卯反支在六月十二月禍害在西
南坤絕命在西方兌生氣在南方離宜喚南
方赤衣師看產〻婦宜著赤衣臥南首
懸尸在巳亥日閉肚在壬八壯在癸
女人年三十一行年在壬寅反支在正月七月禍害在西
北乾絕命在東北艮生氣在北方坎宜喚
北方黑衣師看產〻婦宜著黑衣臥北
首懸尸在辰戌日閉肚在癸八壯在壬
女人年三十二行年在辛丑反支在二月八月禍害在東
北艮絕命在西北乾生氣在東方震宜喚

東方青衣師看產〻婦宜著青衣卧東
首點尸在卯酉日閉肚在甲八壯在辛
女人年三十三行年在庚子反支在三月九月禍害在東
方震絶命在北方坎生氣在東北艮宜喚
東北方黃衣師看產〻婦宜著黃衣卧东
北首點尸在寅申日閉肚在乙八壯在庚
女人年三十四行年在巳亥反支在四月十月禍害在北
方坎絶命在東方震生氣在西北乾宜
喚西北白衣師看產〻婦宜著白衣卧西北
首點尸在丑未日閉肚在丙八壯在丁
女人年三十五行年在戊戌反支在五月十一月禍害在
東南巽絶命在南方離生氣在西方兑宜
喚西方白衣師看產〻婦宜著白衣卧西
首點尸在子午日閉肚在丁八壯在丙
女人年三十六行年在丁酉反支在六月十二月禍害在
西方兑絶命在西南坤生氣在東南巽宜
喚東南方青衣師看產〻婦宜著青衣卧東
南首點尸在巳亥日閉肚在庚八壯在乙
女人年三十七行年在丙申反支在正月七月禍害在南
方离絶命在東南巽生氣在西南坤宜喚

西南方黃衣師看產々婦宜著黃衣卧西南首數尸在辰戌日閉肚在辛八壯在甲

女人年三十八行年在乙未反支在二月八月禍害在西南坤絶命在西方兑生氣在南方离宜喚南方赤衣師看產々婦宜著赤衣卧南首數尸在卯酉日閉肚在壬八壯在癸○崇原作三月禍數寅本改

女人年三十九行年在甲午反支在三月九月禍害在西北乾絶命在東北艮生氣在北方坎宜喚北方黑衣師看產々婦宜著黑衣卧北首數尸在寅申日閉肚在癸八壯在壬

女人年四十行年在癸巳反支在四月十月禍害在東北艮絶命在西北乾生氣在東方震宜喚東方青衣師看產々婦宜著青衣卧東首數尸在丑未日閉肚在甲八壯在辛

女人年四十一行年在壬辰反支在五月十一月禍害在東北艮絶命在西北乾生氣在東方震宜喚東方青衣師看產々婦宜著青衣卧東首數尸在子午日閉肚在乙八壯在庚

女人年四十二行年在辛卯反支在六月十二月禍害在東方震絶命在北方坎生氣在東北艮宜

唤、东北黄、衣师看塞、、妇宜著黄衣队东
北首煞尸在巳亥日闭肚在丙八壮在丁
女人年四十三行年在庚寅反支在正月七月祸害在北方坎绝命在东方震生气在西北乾宜唤
西北方白衣师看塞、、妇宜著白衣队西
北首煞尸在辰戌日闭肚在丁八壮在丙
女人年四十四行年在己丑反支在二月八月祸害在东南巽绝命在南方离生气在西方兑宜唤
西方白衣师看塞、、妇宜著白衣队西
首煞尸在卯酉日闭肚在庚八壮在乙
女人年四十五行年在戊子反支在三月九月祸害在西方兑绝命在西南坤生气在东南巽宜唤
东南方青衣师看塞、妇宜著青衣队东
南首煞尸在寅申日闭肚在辛八壮在甲○案辛原作申據灶宰事改
女人年四十六行年在丁亥反支在四月十月祸害在南方离绝命在东南巽生气在西南坤宜唤
西南方黄衣师看塞、、妇宜著黄衣队西
南首煞尸在丑未日闭肚在壬八壮在癸
女人年四十七行年在丙戌反支在五月十一月祸害在西南坤绝命在西方兑生气在南方离宜

喚南方赤衣師看產々婦宜著赤衣臥南
首懸尸在子午日閉肚在癸八壯在壬
女人年四十八　行年在乙酉反支在八月十二月禍害在東北艮絕命在西北乾生氣在東方震宜
喚東方青衣師看產々婦宜著青衣臥東
首懸尸在巳亥日閉肚在甲八壯在辛
女人年四十九　行年在甲申反支在正月七月禍害在東方震絕命在北方坎生氣在東北艮宜喚
東北方黃衣師看產々婦宜著黃衣臥東
北首懸尸在辰戌日閉肚在乙八壯在庚
凡禍害絕命上產婦不可向之大小便又不得向產犯者
凶產後血不止
凡生氣之上宜產婦向之坐令兒長壽母子俱吉
凡閉肚之上臨月及已產未滿月皆不得向其處大小便
及棄不淨水犯者令人閉塞難產失顏色腹痛面痿黃令

臍疼痛咽喉不利凶

凡八壯之地產婦廬帳門不得向之開又不得於其處產

令閉塞難產大凶

凡運鬼力士犯者令產婦運悶至欲產日宜解袋口即易

產吉

凡反支月不得使血露污地或令子死腹中或產不順皆

須先布灰草然後敷馬驢牛皮於其上產吉

凡懸尸之日不可攀繩宜懸馬轡攀之吉

凡行年本命相值坐攀轡吉

十二月立成法並圖

正月三月五月七月九月十一月福德在丙壬
二月四月六月八月十月十二月福德在甲庚
夫人臨產必須避諸凶神遊月空福德之地若神在外於
舍内產若在内於舍外產令於　福德及空地爲產帳其
舍内福德處亦依帳法

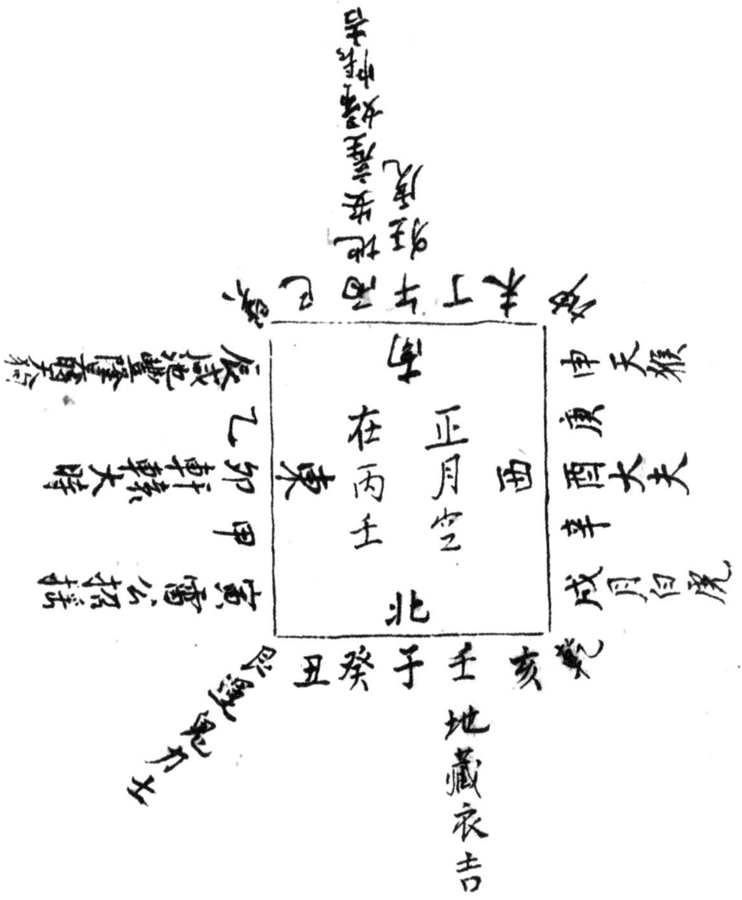

正月空
在丙壬
東
北
亥 壬 子 癸 丑
地藏衣吉
甲 卯 乙
軒轅大時
雷公
庚 酉 辛
大夫

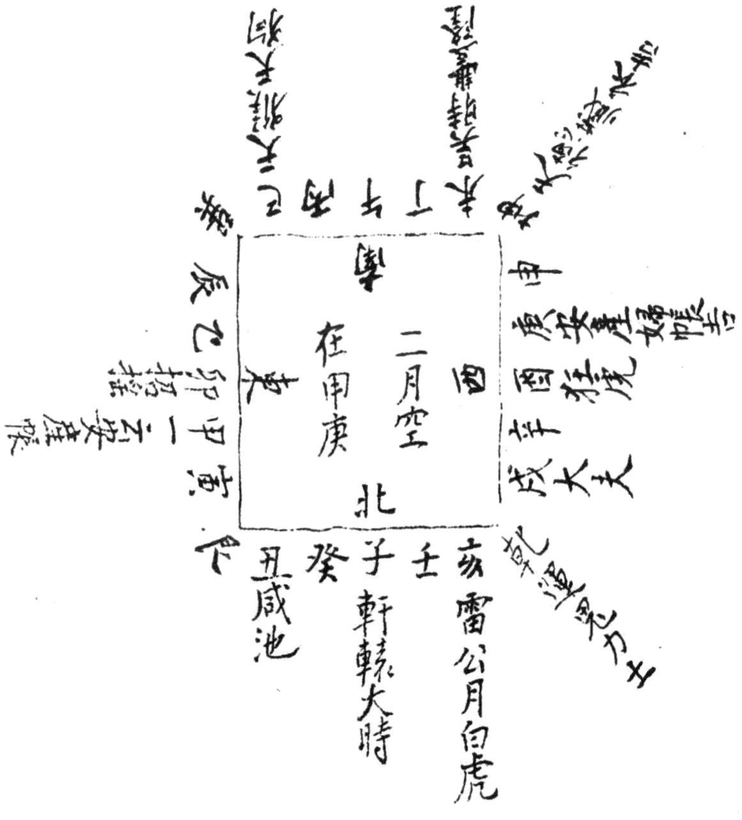
二月空
在甲庚
西
北
東
申
庚安產婦帳吉
酉狂虎
辛
戌大夫
亥雷公月白虎
壬
子軒轅大時
癸
丑咸池
寅
甲一云安產帳
卯招搖
乙
辰
丙
午
丁

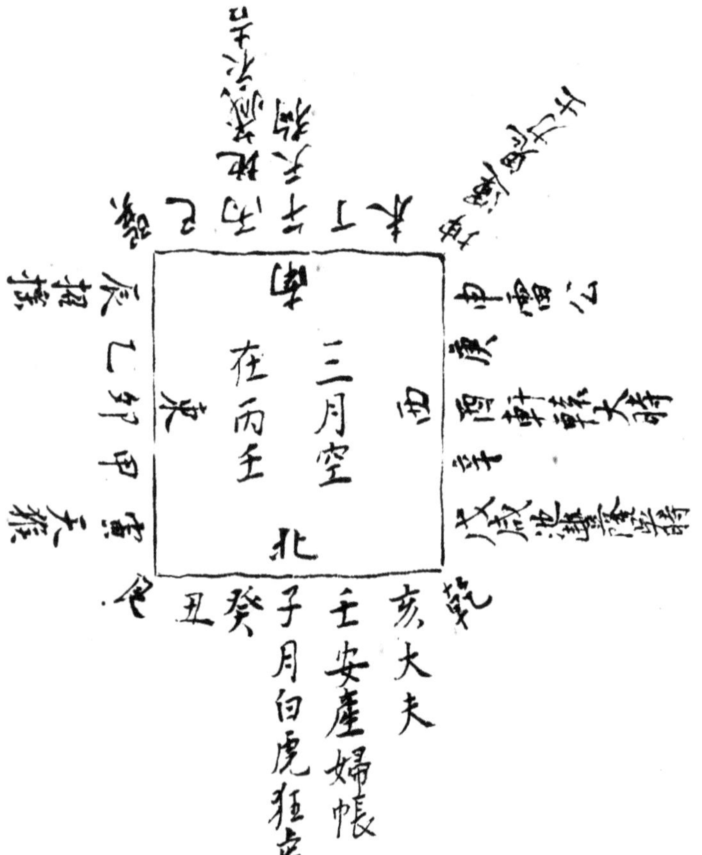
三月空
在丙壬
南
北
東
西
壬安產婦帳
子月白虎狂虎
亥大夫
乾
癸
丑
艮
寅
甲
卯
乙
辰
巳
丙
丁
未
坤
申
酉

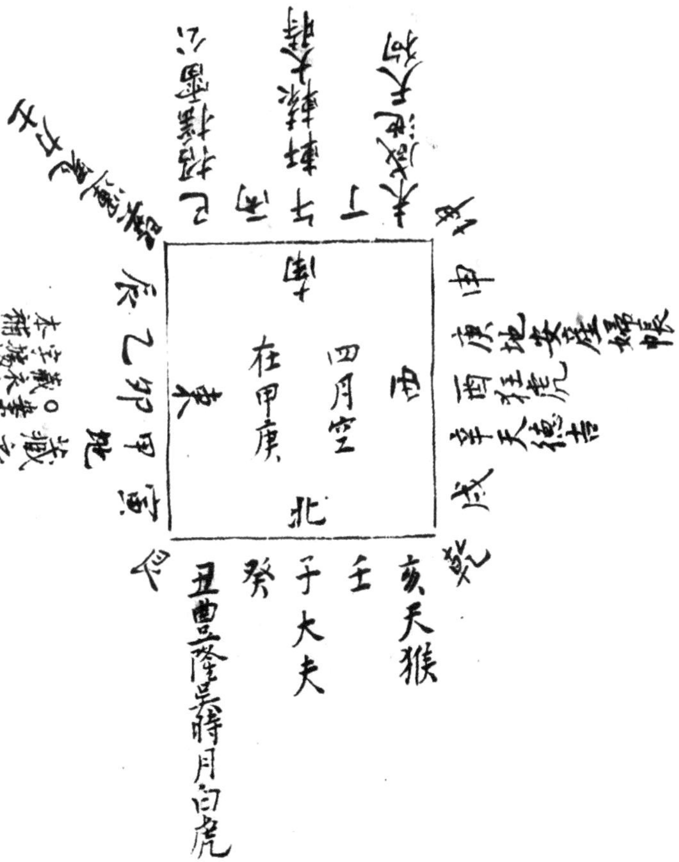
四月宮
在甲庚
東
北
亥天猴
壬
子大夫
癸
丑曹隆吳時月白虎
艮
寅
甲
卯
乙
辰
申
乾

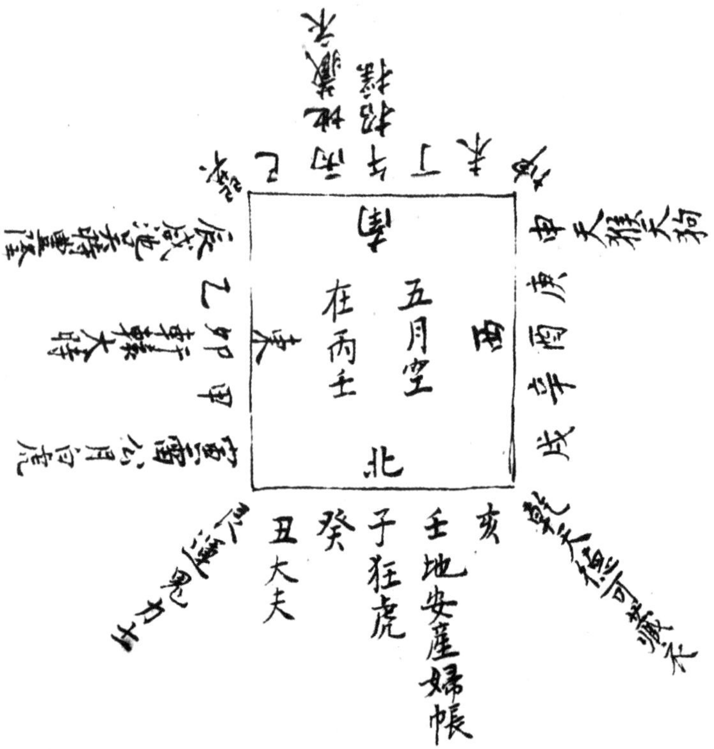
五月空
在丙壬
北
亥
壬地安産婦帳
子狂虎
癸
丑大夫

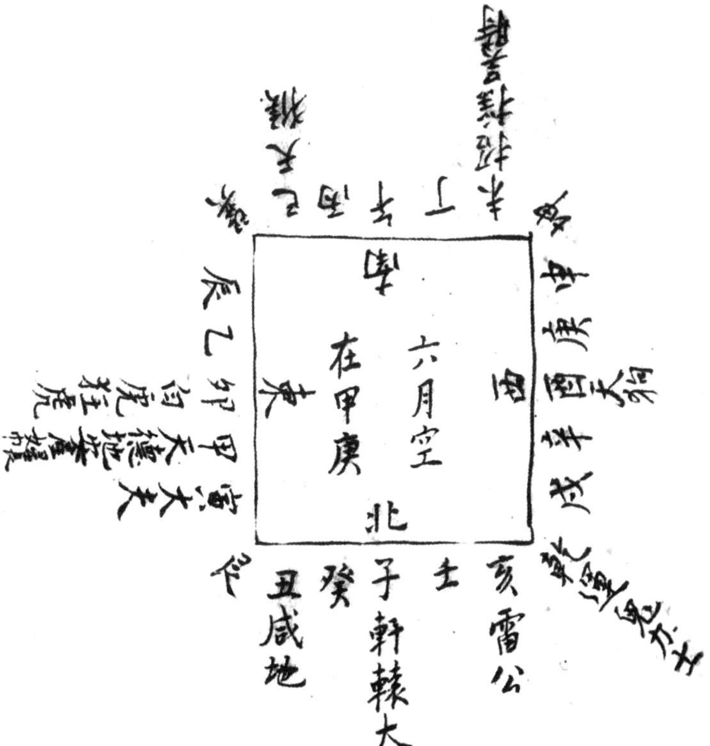
六月空
在甲庚
北
亥雷公
壬
子軒轅大時
癸
丑咸地

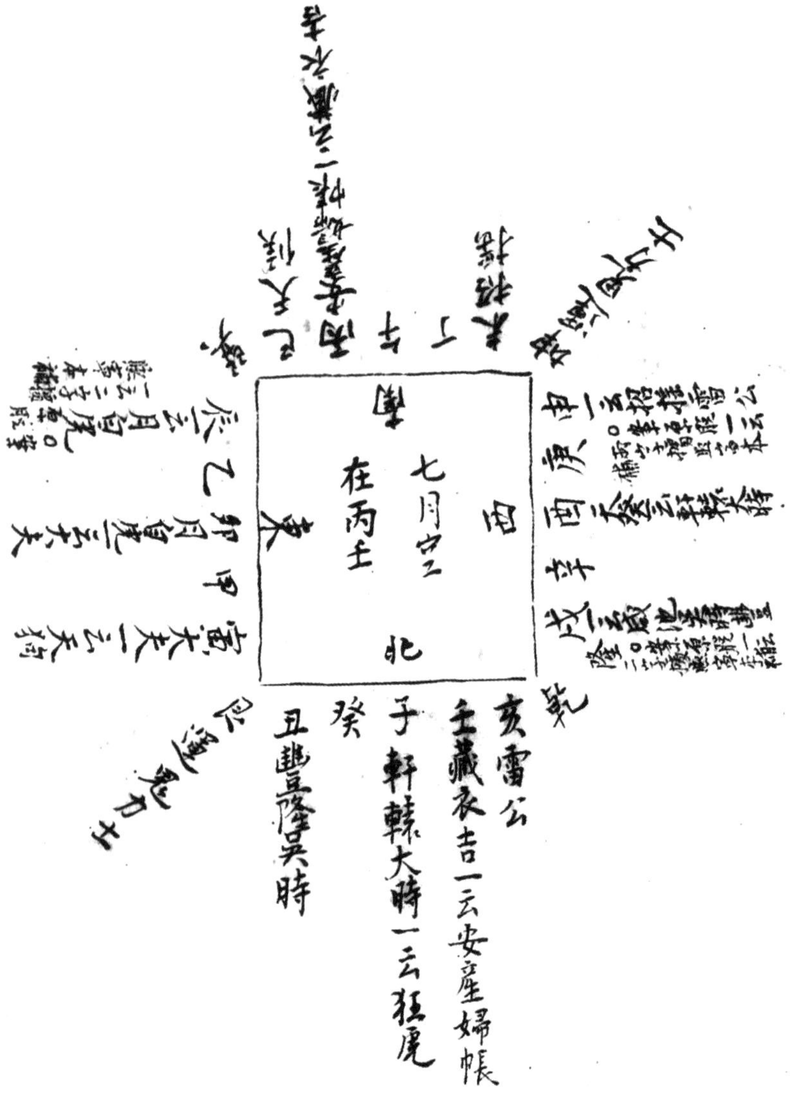

七月節
在丙壬
南
北
東
亥雷公
壬藏衣吉一云安産婦帳
子軒轅大時一云狂虎
癸
丑豐隆呉時
甲
乙

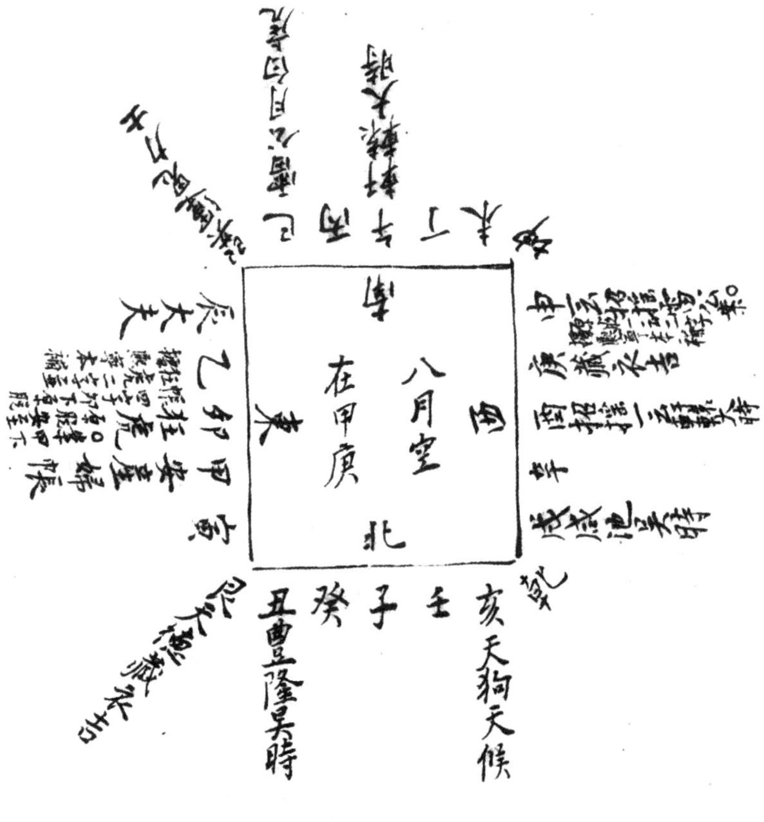
八月空
在甲庚
北
東
亥天狗天候
壬
子
癸
寅
甲
卯
乙
辰

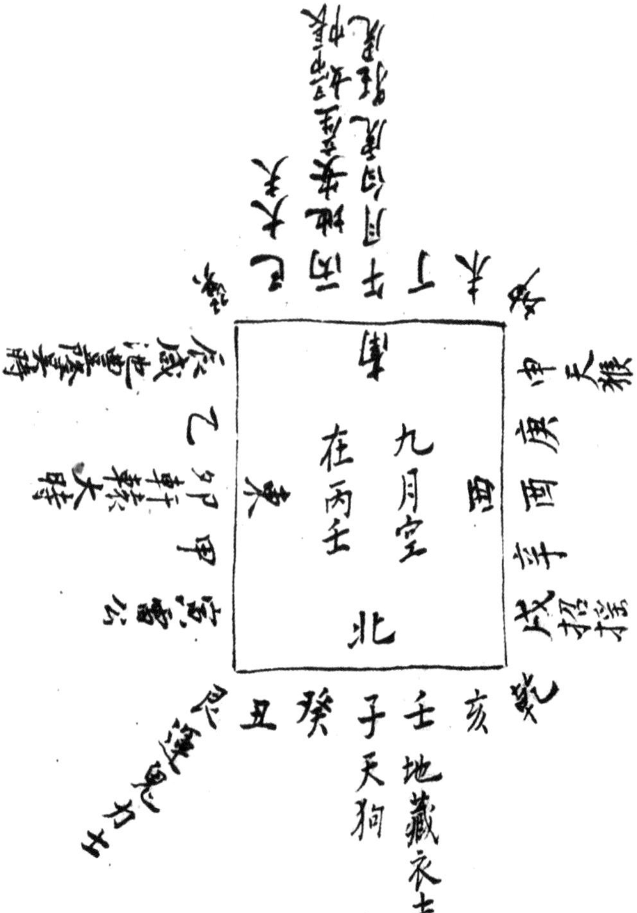
九月空
在丙壬
北
東
亥
壬 地藏衣吉
子 天狗
癸
丑
甲
乙

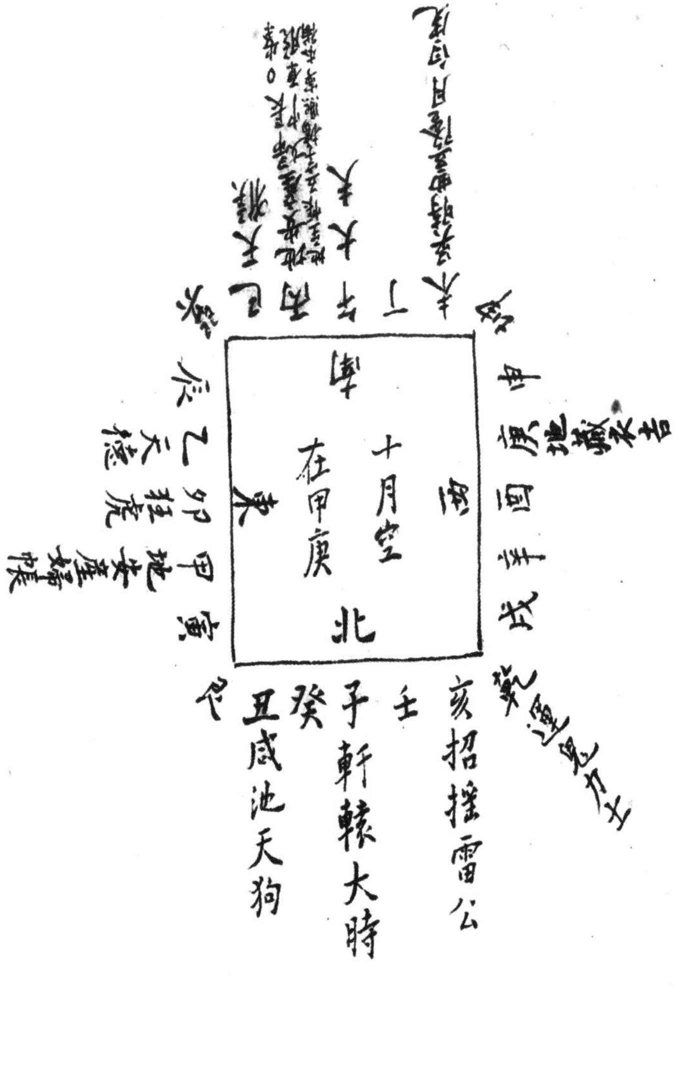

十月空
在甲庚
東
北
亥招搖雷公
壬
子軒轅大時
癸
丑咸池天狗
寅
甲
卯
乙
辰

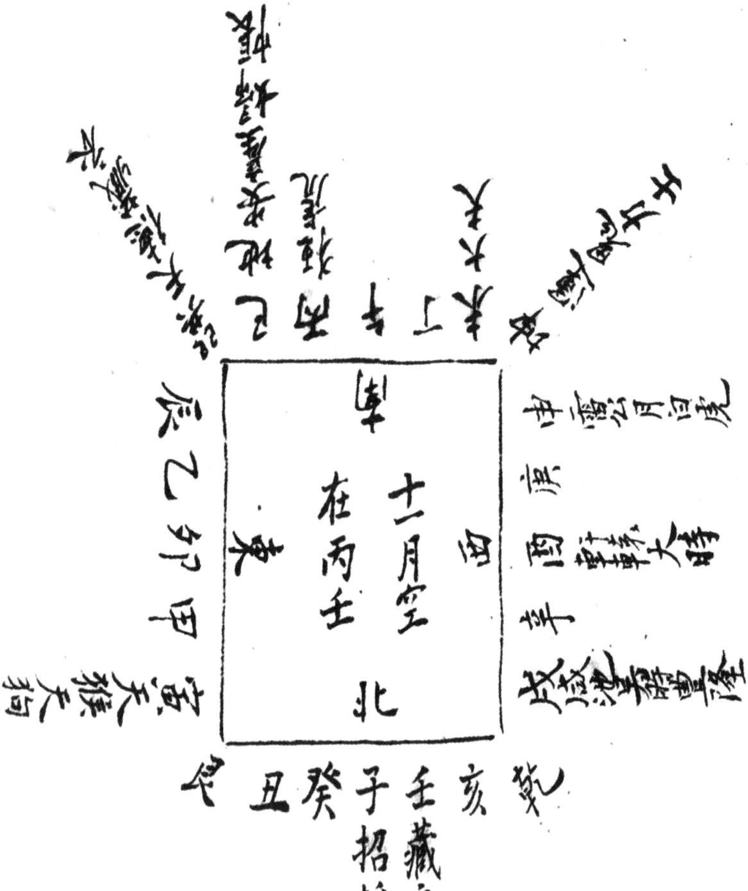

十一月空
在丙壬
東
北
乾
亥
壬藏衣吉
子招搖
癸
丑
艮
寅天猴天狗
甲
卯
乙
辰

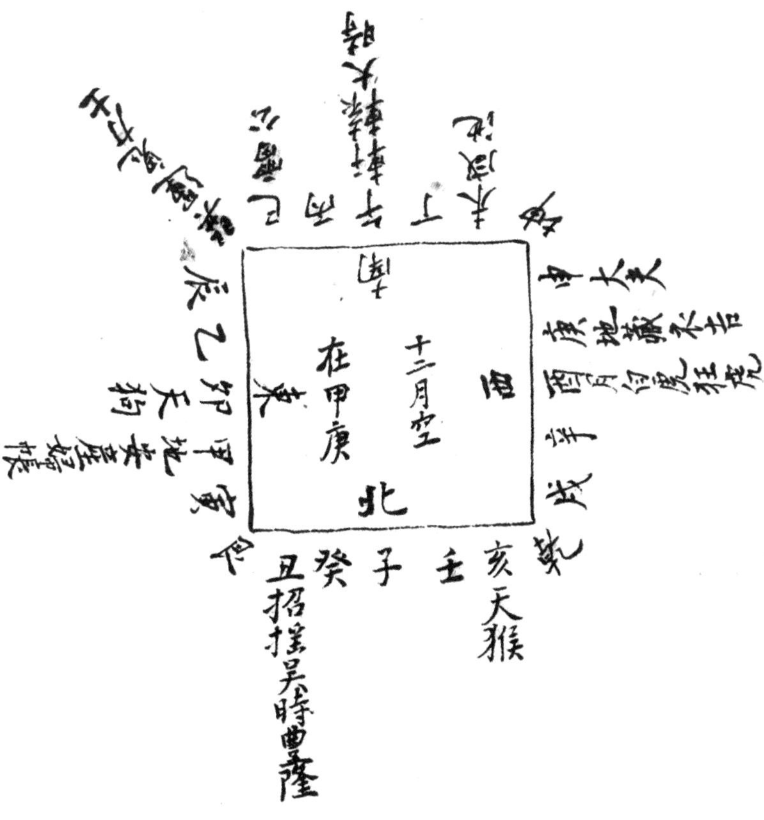
十二月空
在甲庚
東
北
亥天猴
壬
子
癸
丑招搖昊時豐隆
卯天狗
乙
辰
丁
丙

大時招搖咸池吴時雷公豐隆軒轅月白虎大夫狂虎天候天狗運鬼力士等十三神日○案日與寧本作月具別注如圖産婦犯之大凶宜依月空處坐吉其鬼衣亦依天德月空之處藏之吉但臨産及未滿月皆不得懸在尸閈肚之上小便亦不得棄浣衣不淨水慎之仍不得以雜物覆其上

推日遊法一首

日遊圖

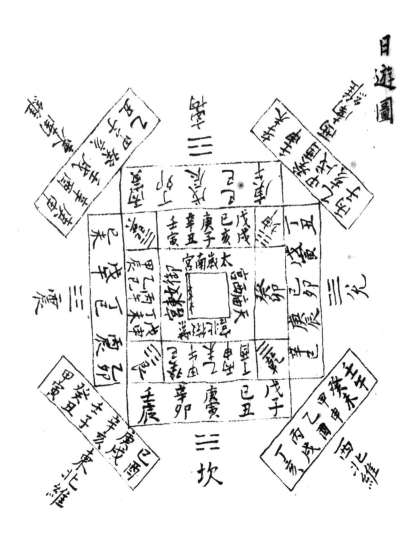

常以癸巳日入内宫一十六日至己酉日出
癸巳甲午乙未丙申丁酉在紫微北宫
戊戌己亥庚子辛丑壬寅在南宫
癸卯一日在天廟西宫
甲辰乙巳丙午丁未戊申在御女東宫
右日遊在内産婦宜在外别於月空處安帳産吉
己酉庚戌辛亥壬子癸丑甲寅在外東北維
乙卯丙辰丁巳戊午己未在外東方
庚申辛酉壬戌癸亥甲子乙丑在外東南維
丙寅丁卯戊辰己巳庚午在外南方

辛未壬申癸酉甲戌乙亥丙子在外西南維
丁丑戊寅己卯庚辰辛巳在外西方
壬午癸未甲申乙酉丙戌丁亥在外北維
戊子己丑庚寅辛卯壬辰在外北方
右日遊在外宜在內產吉凡日遊所在內外方不可向
之產凶

體玄子為產婦借地法

東借十步　西借十步　南借十步
北借十步　上借十步　下借十步
辟方之中捴借四十餘步此中產婦安居無所妨礙無所

畏忌諸神擁護百鬼遠去急々如律令

右件法入所投月。筆件原作借入原作及據醫寧本改即寫一本貼産

婦所居正中北壁上更不須避日遊反支及諸神等比

頻用有驗。筆比原作此據醫寧本改故録耳

日曆法

甲子日在內面向東北西南二角吉　乙丑日在內面向西南西北東南三角吉

丙寅日在內面向西南西北二角吉　丁卯日在內面向西南西北二角吉

戊辰日在內面向西南西北二角吉　己巳日在內面向西北東北二角吉

庚午日在內面向西北東北二角吉　辛未日在內面向西北東南東北三角吉

壬申日在內面向東南東北二角吉　癸酉日在內面向西北東北東南三角吉

甲戌日在内面向東南　西南二角吉

乙亥日在内面向東北　西南二角吉

丙子日在内面向西南　東北二角吉

丁丑日在内面向西南西　北東南三角吉

戊寅日在外面向西北　西南二角吉

己卯日在外面向東南西　南西北三角吉

庚辰日在内面向東北　西北二角吉

辛巳日在内面向西北西　南東北三角吉

壬午日在内面向西南　東北二角吉

癸未日在内面向東南　東北二角吉

甲申日在内面向東南　西北二角吉

乙酉日在内面向東南西　北東北三角吉

丙戌日在内面向東北　西南二角吉

丁亥日在内面向東北西　南東南三角吉

戊子日在内面向西北　東南二角吉

己丑日在内面向東南西　南西北三角吉

庚寅日在内面向東南　西北二角吉

辛卯日在内面向東南　西北二角吉

壬辰日在内面向西南　東北二角吉

癸巳日在外面向西南東　北西北三角吉

甲午日在外面向西南
西北二角吉

乙未日在外面向東南西
北東北三角吉

丙申日在外面向西北
東北二角吉

丁酉日在外面向西北東
南東北三角吉

戊戌日在外面向東北
西南二角吉

己亥日在外面向東北東
南西南三角吉

庚子日在外面向東南
東北二角吉

辛丑日在外面向東南西
北西南三角吉

壬寅日在外面向東南
西南二角吉

癸卯日在外面向東南西
南西北三角吉

甲辰日在外面向西南
西北二角吉

乙巳日在外面向西北西
南東北三角吉

丙午日在外面向西南東
北西北三角吉

丁未日在外面向西北東
南東北三角吉

戊申日在外面向西北
東北二角吉

己酉日在外面向東南西
北東北三角吉

庚戌日在外面向東北
東南二角吉

辛亥日在內面向東南
西南二角吉

壬子日在內面向東南東
北西南三角吉

癸丑日在內面向東南
西南二角吉

甲寅日在內面向東南西北二角吉　乙卯日在內面向東南西南西北三角吉

丙辰日在內面向西南西北東北三角吉　丁巳日在內面向西南西北東北三角吉

戊午日在外面向西南西北東北三角吉　己未日在外面向西北東南東北三角吉

庚申日在內面向西北東南東北三角吉　辛酉日在內面向西北東南東北三角吉

壬戌日在內面向東南西北二角吉　癸亥日在內面向西南東北二角吉〇集據

小島氏按戊寅日己卯日西外字當作內字據上文戊寅己卯日遊在外故產婦宜在內也又己酉日庚戌日二外字當作內戊午日己未日二外字當作內俱說見上文

凡日曆十二辰並有神殺禁忌不可向產日別須簡看

凡甲乙日生子勿著白衣宜著黑衣吉臥無西首勿庚辛日起　丙丁日生子勿著黑衣宜著青衣臥無北首勿壬癸日起

戊己日生子勿著青衣宜著赤衣卧無東首勿甲乙日起　庚辛日生子勿著赤衣宜著黃衣卧無南首勿丙丁日起

壬癸日生子勿著黃衣宜著白衣卧無四角首勿戊己日起

安置產婦法

凡欲產時先以朱砂點產婦項後宛宛中又點鼻孔間柱兩傍宛宛中牛穿掘處即向產處咒之曰此地空間安居產婦某姓就此吉處諸神擁護百鬼速去莫相觸忤三咒之訖即燒火於產處四方以井華水四噀點置產處四方名橫刀於水上其刀淨磨拭之口含淨泉作潠婦臨產本段又法捉一刀子先向產處咒曰一尺刀子七寸刃拒以反支而治運

如此三咒訖釘刀子著產婦處地上然後坐產外臺卷三十三葉四十二至六十一上

產難

凡婦人產後死生之候母面赤舌青者兒死母活母面赤舌青○案原作舌赤據巡寄本改口中沫出者母死兒活母脣口青口兩邊沫出者母子俱死外臺卷三十三葉六十一上下

療難產三日不出者方

取死鼠頭燒作屑井花水服

又方

槐子十四枚蒲黃一合內酒中溫服須臾不出更服

之

又方

吞生雞子黃三枚并少苦酒

又方

吞皂莢子二枚亦效外臺卷三十三葉六十一下右此方原出廣濟云崔氏同

療產難歷日氣力乏盡不能得生此是宿有病方

赤小豆二升　阿膠二兩

右二味以水九升煮豆令熟取汁內膠令烊一服五合

不覺不過再服瘥

又方

取馬銜一枚覺痛即令左手持之

又方

取槐東引枝手把之

又方

手捉鸕鷀頭甚驗 外臺卷三十三葉六十二上右 四方原出小品云崔氏同

若日月未至而欲產者方

末知母蜜和兎屎大服一丸痛不止更一丸

又方

取夫衣帶五寸燒作灰酒服之下 外臺卷三十三葉六十二下右二方 原出集驗云崔氏同

療難產方

取槐子吞三枚

又方

取鑿柄入孔裏者□鑿裏柄熙寧本作裏燒末酒服之立下

又方

弓弦三寸箭簳二寸各燒末酒服之

又方

取羖羊角屑燒末酒服之

若母已死兒子不出方

但以水銀如彈子丸格口內喉中捧起令下食頃又

捧令起子便蘇

又方

擣蒲根絞取汁一二升灌口中此亦治母生子死驗

療母子俱死者產難及胎不動轉者方

榆白皮三兩 葵子五兩 甘草炙 桂心各一兩

右四味切以水四升煮取二升服一升須臾不產更服

一升忌海藻菘菜生葱

產難數日欲絕秘方

書奏作兩行字凡二十字文曰擄卩掌曰原作日帝乙脫寧字段

生子司命勿止不出其胞及其子無病其母封其中

央以朱印之令產婦持之

產難六七日母困方

取好膠二兩清酒一升半微火烊膠內新雞卵一枚鹽一寸匕相和頓服即善不善更服

產難母以死不知人事方

用陳葵子末三指撮酒服口噤者去齒下藥即愈立驗外

療婦人產難方

書紙曰坐為儲阝為魚女係母兒屬夫急急如律令即產婦吞之又書兩道兩手各執一一凡書三本外卅 卷三

十三葉六十二下至六十四上

右十一方原出備急云崔氏同

療產難方

取廁前用草二七枚燒作屑服之已上原出救急云崔氏同日用

籌三字據半書

又方

取牛屎中大豆書一片作入字一片作出字還合吞

之良外臺卷二十三葉六十四上下右方原出救急云崔氏同

療難產方

令夫唾婦人口中二七過立下外臺卷三十三葉六十四下右方原出千

金云崔氏同

産暈

凡暈者皆是虛熱血氣奔迸腹中空所致欲令免者○案免原作娩據遐審本改第一須先取驗醋以塗口鼻仍置醋於傍使聞其氣兼細細飲之此為上法以覺暈即以醋噴面蘇來可飲醋仍少與解之一云仍少與水解之

凡產後忽悶冒汗出不識人者是暴虛故也方

取破雞子吞之便醒若未醒可與童子小便一升甚驗丈夫小便亦得切不得用病人者

若久不識人或時復發者此為有風因產血氣暴虛風行脉中故也若產後去血多者尤增此疾與雞子不醒者可

急與竹瀝汁一服五合須臾不定復與五合頻服三五服立差外臺卷三十四葉十三上下

療產乳暈絕方

以惡血服少許良

又方

以服洗兒水三合良

又方

覺暈即用三股麻繩長五六尺繫產婦右腳膝上令人捉兩頭急挽得醒徐徐解之外臺卷三十四葉十四上下

療產乳暈絕方

半夏一兩洗擣篩丸如大豆內鼻中即愈（外臺卷三十四葉十四下右引集出文仲）

療產乳暈絕方

生赤小豆擣爲散取東流水和方寸匕服之不差再服（外臺卷三十四葉十四下右引集出救急云崔氏同）

小兒初生將護法

小兒初生○（集驗本作亦生）便以綿裹指拭口中及舌上青泥惡血此爲之玉衡（衡亦作衡）若不急拭啼聲一發即入腹成百病矣

療兒生落地不作聲方

取煖水一器灌之須臾自當啼

兒生不作聲者此由難產少氣故也可取兒臍帶向身却捋之令氣入腹仍呵之至百度啼聲自發

又方

以葱白徐徐鞭之即啼

又方

小兒初生（○彙宋本作亦生）即當舉之舉之遲晚則令中寒腹內雷鳴乃先浴之然後斷臍不得以刀子割之須令人隔單衣物咬斷兼將暖氣呵七遍然後纏結所留臍帶當令長至兒足趺上（○彙趺原作跌據宋本改）短即中寒令兒腹中不調常下痢若先斷臍然後浴者則臍

中水中水則發腹痛其臍斷訖連臍帶中若蟲宜急

剔去撥之不尔當入兒腹成疾矣

兒中水及中冷則令兒腹中絞痛夭糺○案原作汁摍照宋本改啼呼

面青黑此是中水之過兒尿清一云黄青者冷也與兒臍中水

即同方

當灸粉絮熨之不時治護臍至腫者當臍中隨輕重

々者便灸之乃可至八九十壯若輕者臍不大腫但

出汁時々啼呼者但擣當歸末和胡粉傅之○案傅原作敷摍宋本改

仍灸絮日々熨之至百日乃愈以啼呼止為候

兒初生法

宜用父故衣裹之若生女宜以母故衣勿用新帛切

須依之令兒長壽

一晬之内兒衣皆須用故綿帛爲之善兒衣綿帛特忌厚

熱慎之慎之

兒洗浴斷臍訖襁抱畢○案襁原作繃繦宋本逕寧本改未可與朱蜜宜

與甘草湯

取甘草可中指一節許搥碎以水二合煮取一合以綿

纏沾取兒吮之可得一蜆殼入腹止兒當快吐吐去

心胷中惡汁也以得吐餘藥更不須與若不得吐可

消息計以饑渴須臾復與之若前所服及更與並不

得吐者，但稍稍与之，令盡此一合止。得吐去惡汁，令兒心神智惠。○案，原作慧，據醫寧本改。無病也。吮一合盡，都不吐者，是兒不含惡血耳，勿復與之，乃可與朱蜜，以鎮心神，安魂魄也。

小兒初生三日中，須与朱蜜，只不宜多，多則令兒脾胃冷，腹脹，喜陰癇，氣急變噤痙而死也。與朱蜜法：

以真[illegible]飛鍊朱，如大豆，以赤蜜一蜆殼和之，以綿纏沾取，與兒吮之，得三沾止。一日盡令此一豆許，可三日與之，則用三豆許也。亦勿過之，過之則傷兒。與朱蜜竟，可与牛黃，如朱蜜多少也。牛黃益肝膽，除熱，定精

神止驚辟惡氣除小兒百病三日後應開腸胃助穀
神可研米作厚飲如乳酪厚薄以大豆粒多與嚥之
嚥三豆許止日三與之滿七日乃可與哺也則用豆豆許過因自要
兒生十日始哺如棗核二十日倍之五十日如彈丸百日
如棗若乳汁少不得依此法當用意少少增之若至
至二十日而哺者令兒無病兒若早哺之及多者令
兒頭面身體喜生瘡瘡愈而復發令兒尫弱難長乳兒
不用太飽飽則令吐候兒吐者乳大飽也當以空乳
乳之即消夏不去熱乳令兒嘔逆冬不去寒乳令兒
欬痢乳母嫁兒當先以手按散其熱氣勿令乳汁奔

出以令兒噎如噎即使奪其乳令得氣息定復乳之如是十反五反視兒饑飽以節度之一日之中幾乳而足以為常漢又常捉去宿乳也乳母與兒卧當以臂與兒枕之使乳與兒頭平乃可乳之令兒不噎母欲睡即奪去其乳勿令填兒鼻約乳不知饑飽○集約原 估口攝宋本·忌之 疑寧本改

兒初生著口噤不開不收乳方

赤足蜈蚣半枚去足炙令焦末研之絹篩以猪乳二合和之分三四服與之差

兒著口噤體熱者方

煖竹瀝二合分四五服之

兒新生慎不可逆灸〻之忍痛動其五脉因喜成癎是以

田舍小兒任其自然皆無此夭也

兒初生有鵝口者其舌上有白屑如米劇者鼻外亦有療

之法

以髮纏筋頭沾井花水揩拭之三旦如此便去不者

可煮栗荴汁令濃以綿纏〻筋頭沾拭之無栗荴煮栗

木皮如井花水法 外臺卷三十五 葉二至五上

小兒初受氣論

論曰凡小兒初受氣在娘一月結胚二月作胎三月有血

脉四月形體成五月能動六月筋骨立七月毛髮生八月藏腑具九月穀氣入胃十月百神能備而生矣生後六十日目瞳子成咍笑應和人○案原作始笑應知人延寶本作咍笑應知人據宋本改百五十日任脉生○案任原作百據宋本延寶本改能覆反百八十日尻骨成能獨坐二百一十日掌骨成能匍匐三百日臏骨成能獨倚三百六十日為一期膝骨成乃能行此其定法若有不依期者必有不平之處

小兒變蒸論

小兒生三十二日一變六十四日再變又兼蒸九十六日三變百二十八日四變又蒸百六十日五變百九十二日六

變又蒸二百二十四日七變二百五十六日八變又蒸二百八十八日九變三百二十日十變又蒸此小變蒸畢也後六十四日又蒸蒸後六十四日又一大蒸蒸後百二十八日又一大蒸此大小蒸都畢也凡五百七十六日乃成人所以變蒸者皆是榮其血脈改其五藏故一變畢輒覺情態忽有異也其變蒸之候令身熱脈亂汗出目睛不明微似欲驚不亂哺上脣頭小白泡起如珠子耳冷尻亦冷此其診也單變小微兼蒸小劇先期四五日便發發則六四五日歇凡蒸平者五日而衰遠至七日九日而衰當變蒸之時慎不可療及灸刺但和視之若良久熱不已可

微與紫丸熱歇便止若於密蓋中加一天行溫病或加覆蓋而得天行者其證皆相似唯耳及尻通熱口上無白泡耳當先服黑散以發其汗汗出溫粉粉之熱當歇便就差若猶不都除乃與紫丸下之其間節度甚多恐悠悠不能備行今略疏其經要者如此

黑散方

麻黃一分去節　大黃一分　杏人二分去皮尖熬令變色

右三味先擣麻黃大黃為散杏人別擣如脂乃細細内散又擣令調和訖内密器中一月兒服如小豆大一枚以乳汁和服之抱令得汗汗出溫粉粉之勿使見風百

日兒服以核棗以兒大小量之爲度

紫丸方

代赭　赤石脂各一兩　巴豆三十枚去心皮熬　杏人五十枚去尖皮熬

右四味搗代赭等二味爲末巴豆杏人別搗如膏和內二味合搗三千杵自相和若硬入少蜜更搗密器中盛封之三十日兒服如麻子一丸與少乳汁令下喉食頃後○按須臾宋本作頃 脈經寧本並作頃與少乳勿令多至日中當小下熱除若未全除明旦更與一丸百日兒服如小豆一丸以此準量增減也小兒夏月多熱喜令發疹二三十日輒一服甚佳此丸無所不治代赭須真者若不真以左顧牡

蠣代之忌豬肉蘆笋外其卷三十五葉六下至八下

小兒藏衣法

凡藏兒衣法

兒衣先以清水洗之勿令沙土草汙又以清酒洗之仍內錢一文在衣中盛於新瓶內青帛裹之○案帛原作綿據宋本醫寧本改其瓶口上仍密蓋頭且置便宜處待滿三日然後依月吉地向陽高燥之處入地三尺埋之瓶上土厚一尺七寸惟須牢築令兒長壽有智慧○案慧原作慧據醫寧本改若藏衣不謹為豬狗所食者令兒顛狂蟲蟻食者令兒病惡瘡犬鳥食之○案大原作犬據宋本醫寧本改令兒

兵死近社廟傍者令兒見鬼近深水傍池令兒溺死
近故竈傍令兒驚惕近井傍者令兒病聾盲棄道路
衝巷者令兒絕嗣無子當門戶者令兒聲不出耳聾
著水流下者令兒青盲棄於火裏者令兒生爛瘡○緊
（爛原作癘據宋本改）著林木頭者令兒自絞死如此之忌皆須
慎之

安產婦及藏衣天德月空法

正月天德在丁 月空在丙壬 二月天德在坤 月空在甲庚 三月天德在壬 月空在丙壬
四月天德在辛 月空在甲庚 五月天德在乾 月空在丙壬 六月天德在甲 月空在甲庚
七月天德在癸 月空在丙壬 八月天德在艮 月空在甲庚 九月天德在丙 月空在丙壬

十月天德在乙（月空在甲庚）十一月天德在巽（月空在丙壬）十二月天德在庚（月空在甲庚）

凡藏兒衣皆依此法天德月空處埋之若有遇反支者宜以衣內新瓶盛密封塞口掛於宅外福德之上向陽高燥之處待過月然後依法埋藏之大吉

又法

甲寅旬日十日不得藏埋兒衣以瓶盛密封安置空處度十日可藏埋之〇小島氏云案甲寅旬日蓋謂甲寅至癸亥十日也

又法

甲辰乙巳丙午丁未戊申此五日亦不藏兒衣還盛瓶中密塞向令氣通挂著兒生處過此五日即埋之

亦不得過更此日

又法

甲乙日生兒丙丁日藏衣吉丙丁日生兒戊己日藏衣吉戊己日生兒庚辛日藏衣吉庚辛日生兒壬癸日藏衣吉 外臺卷三十五葉十至十一

浴兒法

初生浴兒良日 此謂初生浴兒以後重浴亦吉寅卯酉日大吉壬午丁未癸巳日凶

浴兒虎頭骨湯主辟除惡氣兼令兒不驚不患諸瘡疥方

虎頭骨五大兩無頭身骨亦得碎○掌原作補 五兩脫大兩無至碎八字據宋本迻寫本苦

參四兩 白芷三兩

右三味切以水一斗煮為湯内猪膽汁少許適寒溫以

浴兒良

療兒若卒客忤中人吐下不乳哺面青黃色變弦急者以

浴之方

取錢七十文以水三斗煮令有味適寒溫浴兒良

療兒生三日浴除瘡方

桃根 李根 梅根各八兩

右三味切以意著水多少煮令三四沸以浴兒

療少小卒寒熱不佳不能服藥六物莽草湯浴兒方

莽草 丹參 蛇床子 桂心各三兩 昌蒲半斤○案昌原作菖，據宋本改 雷丸一斤

右六味，㕮咀，以水三斗煮三五沸，適寒溫浴兒，避日向陰處。

療少小身熱一物李葉湯方

李葉無多少，以水煮去滓，以浴兒，忌準前○案忌準前三字原小注，據宋本改

又方

白芷煎湯浴兒，佳。根葉皆得。

又方

苦參湯浴兒良

凡尋常浴兒不緣別療諸病已就浴者方

湯盆添少許清漿水一捻塩浴兒浴訖以粉摩兒既

不畏風又引散諸氣

兒不用數浴數浴多背冷令兒發癇其湯必適寒溫得所

療少小壯熱不能服藥宜此十二物寒水石粉散方

寒水石　芒消　滑石　石膏　赤石脂　青木香

甘草炙　大黃　黃芩　芍藥　麻黃去節　牡蠣熬

右藥各等分擣篩以粉一升和藥屑三合復下篩以粉

粉兒日三熱退即止　本方有防風無牡蠣

少小盜汗三物黄連粉方

黄連　牡蠣熬　貝母

右藥各等分擣篩以粉々兒良　外臺卷三十五葉十一至十三

剃兒頭法

初剃兒頭良日寅丑日吉丁未日凶

哺兒法

初哺兒良日以平定成日大吉其哺不得令鹹

又方

寅丑辰巳酉日良

又方

男戊己日不得女丙丁日不得外臺卷卅三十五葉十三右四行无差數

攘謝法

軒轅者乾神天丞相使者風伯犯之令兒驚吐可取梨枝六寸埋生處大吉

雷公者震神太陰使者天馬犯之令兒煩悶腹滿謝之以三家屠肉為餅於產處謝之大吉

咸池者坎神天之兩師使者犯之令兒啼不止用羊脯酒於生處謝之吉

豐隆者艮神天之東明使者天僕也害氣犯之令兒寒熱大腹以白魚二枚於生處謝之又大豆一升投井中大吉

招搖者坤神天上使者犯之令兒驚啼不止以酒餅生處謝之即愈

天候者巽神天一執法使者犯之令兒腹脹張眼以白魚二枚於生處謝之吉

吴時者離神天一將軍遊擊使者犯之令兒驚腹痛用馬脯五寸於生處謝之吉又以白魚五枚并麥餅埋

其生處吉

大時者元神小時北斗使者犯之令兒腹脹下痢解之以酒脯於生處謝之又以大豆一升投井中吉

犯月殺者令兒驚啼用丹雄雞血於生處謝之吉○案令兒原作小兒據宋本改

犯白虎者用稻米一升雞子三枚於生處謝之吉黍米亦得

犯大夫者用羊肝三枚及稻米一升於生處謝之吉又用雞蹠羊脾黍米亦得○案脾原作皮據宋本亟宋本改

犯日遊者令兒口噤色黃欲死者用三屠家肉麥飣於生處謝之吉外臺卷三十五葉十四右攘謝法十二頁並元卷數

揀乳母法

乳母者其血氣為乳汁也五情善惡悉血氣所生其乳兒

者皆須性情和善（○案宋本作知善）形色不惡相貌稍通者若求

全備不可得也但取不狐臭瘻瘰氣嗽癎疥癡瘙（○案瘙原作瘙據宋本與寧本改）白禿癧瘍瀉脣耳聾齆鼻癲癎無此等疾者便

可飲兒師見其身上舊灸瘢即知其先有所疾切須慎耳

外臺卷三十五葉十四右方未擧卷數

小兒諸病

療未滿月及出月兒壯熱發癎鈎藤湯方

鈎藤一分 蚱蟬一枚（去翅熬末湯成下○案原脫熬至下五字據宋本與寧本補） 柴胡

升麻 黃芩各二分 蛇蛻皮二寸炙 甘草炙 大黃各二分 竹

瀝三合 石膏三分碎

右十味切以水一升煮取三合半和竹瀝服一合得利
見湯色出停後服至五十六十日兒一服一合兒母忌
海藻菘菜等已上古今錄驗若連發不醒加麻黄一分去節
已上本書乳母忌海藻菘菜已上古今錄驗外臺卷三十五葉二十四至二十五右方據
古今錄驗佚宋大觀本草卷十四釣藤條圖經云崔氏方療小兒驚癇諸湯飲皆用釣藤皮殆指右方之類
療小兒五夜驚夜啼五驚丸□案原作龍角丸據本書改
龍角　黄芩　大黄各二分　牡丹皮一分　蚱蟬一枚　牛黄小豆大五枚
右六味搗篩蜜和丸以麻子少小以意增減之甚良外臺
卷三十五葉二十七至二十八
右方據廣濟方佚

療小兒痢血犀角樺皮煎方

犀角十二分屑 梁州樺皮二十分炙切

右二味以水三升煮取一升量大小服之神良外臺卷三十六

葉十八上右方亦出古今錄驗云崔氏同

療小兒疳痢渴瘦方

取樗木根乾末 粟米搗粉煮飲汁〇案原作搗粉並脫煮飲汁三字據熙寧本改補

右二味以蜜和作丸服五丸至七丸十丸以差爲度外臺

卷三十六葉十九右方原出廣濟云崔氏同

療小兒疳痢困垂死方

益母草

右一味煮食之取足差止甚妙〇案原脫止字又脫甚妙二字據熙寧本補

外臺卷三十六葉二十上右

血瘕

療婦人血瘕痛方

乾薑 烏賊魚骨各一兩炙 桃人一兩去皮尖熬

右三味擣散酒服二方寸匕日二

又方

取古鐵秤鎚或大斧頭或鐵杵以炭火燒令赤投好酒三升中稍稍飲之○集永樂大典卷之一萬四千九百四十九婦人證治二十五葉四下引朱蓋崔氏上二方鎚作搥餘同惟後一方未引

又方

桂末溫酒服方寸匕佳日二 外臺卷三十四葉四十二至四十三

陰蝕

療陰蝕洗搨湯方

甘草炙 乾漆各一兩熬 黃芩 乾地黃 芍藥 當歸各二兩 龜甲五兩炙

右七味切以水七升煮取半去滓以綿帛內湯中以搨瘡處良久即易日二度每搨湯可行十里里許即裛衣乾捻取甘濕散薄付瘡上使遍可經半日又以湯搨搨訖如前傅藥其內甘濕散是冉虵膽等六味者是在余療甘濕卷中○案余原作前據熙寧本改 余家婢遇此疾就甘家療就○案甘

家三字作百方二字據巡本改補不差蝕處作兩瘡深半寸余於消子

方中檢得此甘草湯方仍以付瘥處蚺蛇胆散用不佳

七日瘡乃平復甚効凡救十八人○案見原作九手下據巡本改

即活遇斯疾者請廣流布傳之外臺卷三十四華五十五至五十不

陰痒痛

療陰痒痛不可忍方

取蒜隨多少水煮作湯洗之日三

又方

取狼牙虵牀子煮作湯洗日三

又方

取吉人燒作灰承熱○案承原作乘據延寧本改綿裹内陰中良

外臺卷三十四葉五十九上

療陰癢似有蟲狀煩悶真丹散方

真丹研一分　礬石燒研二分　芎藭四分

右三味為散以縠囊盛著陰中蟲當死盡

陰癢有蟲方

取雞肝去脂及熱内陰中蟲當尽死外臺卷三十四葉五十九下

療合陰陽輙痛不可忍方

黃連六分　牛膝　甘草炙各四分

右三味切以水四升煮取二升洗之日三四度差止外臺卷三十四葉六十二下

𤸷

纂要方未分卷

諸病雜方

耆婆萬病丸。七種癖塊 五種癲病 十種注忤 七種飛尸 十二種蠱毒 五種黄病 十二時瘧疾 十種水病 八種大風 十二種𤺋痹 并風入眼頭 瞎膜及上氣欬嗽 喉中如水雞聲 不得卧 飲食不作肌膚 五藏滿氣積聚不消 擁閉不通 心腹脹滿 連及胸背 鼓脹氣堅結 流入四肢 或復叉心。 頭作 又心擿膈氣滿 時定時發 十年二十年不差 五種下痢 疳蟲 蚘蟲 寸白蟲 諸蟲上下 冷熱久積痰飲 令人多睡眠 消瘦無力 蔭入骨髓 便成滯疾 身體腫 飲食嘔逆 腰脚

酸疼四肢沈重不能久行久立婦人因產冷入子藏中

不淨四肢沈重黃瘦飲久積血沉滯出流不盡時時疼痛為（或閉塞不通胞中瘀）

患○案疼原作疼據監本改或因此斷產並小兒赤白下痢及胡臭

耳聾鼻塞等病服此藥以三丸為一劑服藥不過三劑萬

病悉除說無窮盡故稱萬病丸以其牛黃為主故一名牛

黃丸以耆婆良醫故名耆婆丸方

牛黃 麝香 犀角 朱砂 雄黃並研 芫青去頭翅足熬本

方七枚○案監本无頭字 黃連 人參 禹餘糧 大戟炙 芫

花熬 茯苓 乾薑 桂心 當歸 芎藭 芍藥

甘遂熬 黃芩 蜀椒汗 細辛 巴豆去皮心別搗熬 前胡

紫菀　蒲黄　葶藶子熬　吴蚣三节　石蜥蜴一寸
各一分　虫蚣炙　蜴炙

右二十七味並令精細，上牛黄、麝香、犀角、朱砂、雄黄、禹餘粮、巴豆別研，餘者合擣篩之，以白蜜和，更擣三千杵，極熟，密封之，隂乾。日平旦空腹以酒服三丸，如梧子微下三五升惡物為良。若卒暴病，不要待平旦，無問早晚，即服，以吐利為度。若不吐利，更非他○案：原脱"非他"两字，據延寧本補加加一丸，或至三丸五丸，須吐利為度，不得限以丸數。病彊藥少即不利，吐若甚發遅，以熱稀粥一杯發之；若吐利不止，可以酸飯兩三口止之。服藥忌陈臭生冷酢滑粘食、大蒜、猪魚雞狗馬驢肉、白酒、行房，七日外始得一

日服二日補之得食粳米韭菜汁作羹粥臛飲之 ○案菜韭

宋本作胃三四頓大良亦不得全飽產婦勿服之吐利以後

常須閑口少語於無風處温床暖室將息若旅行卒暴

無飲以小便送之若一歲以下小兒有疾者令乳母服

兩小豆亦以吐利為度近病及卒病皆用多積久病即

少服常取微溏利為度 ○案右方凡三十一味有黄芩桑白皮桔梗防風等四味據

本書刪

卒病欲死服三丸如小豆取吐利即差

卒得中惡口噤服二丸如小豆煖水一合灌入口令下令微利即差

五注鬼刺客忤服二丸如小豆不差後日更服一丸

男女邪病歌哭腹大如妊身服二丸如小豆日三夜一服間食服之

猫鬼病服小豆三丸不差更服

蠱毒吐血腹痛如刺服小豆二丸不差更服以差止

瘧病未發前服三丸未差更服

諸痰飲者服三丸如小豆不差更服

冷癖服三丸如小豆日三服皆間食常令微溏利爲度

宿食不消服二丸如小豆取利

癥瘕積聚服二丸如小豆日三服皆間食以利差止

拘急心腹脹滿心痛服三丸如小豆未差更服

上氣呼逆胸中滿不得臥服二丸不差更服

大痢服小豆一丸日三

痹濕以一丸如杏人和酢二合灌下部中服小豆二丸差

水病服三丸如小豆日再間食服之差止人弱隔日服

頭痛惡寒服小豆二丸覆取汗

傷寒天行病服二丸小豆一日三間食服

小便不通服小豆二丸不差明日更服之

大便不通服三丸如小豆大又内一丸下部中則通

耳聾聤耳以濕綿裹如棗核塞耳中差

鼻衄服二丸如小豆無不差

癰腫丁腫破膿内一丸如麻子日一敷之根自出亦服二丸差

犯丁腫血出以猪脂和塗有孔肉孔中差止
瘑瘡以酢泔淀淀取藥和猪脂塗之
漏瘡有孔以一丸次小麥内孔中和猪脂敷
痔瘡以藥塗綿内孔中別易差止
瘰癧以酢和塗上差止
癬瘡以布揩令汁出以酢和塗上日一易差止
脊背腰胯腫以醋和敷腫上日一易之服二丸如小豆
諸冷瘡積年不差者以酢和塗之亦餅貼之
惡刺以一丸内瘡孔中即差
蝮蛇螫以少許内螫處若毒入腹心煩悶欲絶者服三丸如小豆大

螺螄以少許塗之

蜂螫以少許敷之差

婦人諸疾胞衣不下服二丸如小豆大

小兒驚癇服一丸如米許以塗乳令嘲之看兒大小量之

小兒客忤服一丸如米粒和塗乳頭令嘲之以意量之

小兒乳不消心腹脹滿服一丸如米許塗乳頭令嘲之取差

外臺卷三十一第十八下至二十下右方據

千金衍

溫白丸治癥瘕癖塊等一切病並治之方

紫菀　吳茱萸　菖蒲　柴胡　厚朴各　桔梗　皂

烏頭炮去皮　桂心　乾薑　黃連　蜀椒汗　巴豆

熬 甘草炙 麥門冬各三分 烏頭炮各四分

右十五味合擣篩以白蜜和更擣五千杵丸如梧子大

五香散療疰忤邪氣或熱或寒時氣在骨節間似瘥似劇

兼主百病方

沈香 丁香 麝香 薰陸香 鬼箭羽 當歸

豆蔻人各四分 牛黄 鬼臼 橘皮 金牙各三分燒 犀角

屑 羚羊角屑 大黄各六分 升麻 桔梗 桃人去尖皮熬

光明砂研 安息香各二分研□象此 寧本作安息香

右十九味擣篩為散以湯飲酒隨病服一方寸匕日再

服病差即停亦可蜜丸如梧子服十丸

備急散療卒中惡心痛脹滿欲吐短氣方

大黃二兩 桂心四分 巴豆一分去心皮熬研○案原脱心字據證類本補

右三味擣篩為散取一錢匕以湯七合和服當吐下即

愈甚妙

紫雪散療腳氣毒遍內外煩熱口中生瘡狂易叫走及解

諸石草藥毒發邪熱卒黃等瘴疫毒癘卒死溫瘧五尸五

注心腹諸疾絞刺○案原作腹絞刺據證類本刪改切痛蠱毒鬼魅野道

熱毒小兒驚癇百病方

黃金一百兩 寒水石 石膏各三斤一本用滑石 玄參一斤 羚羊

角屑 犀角屑 沈香 青木香各五兩 丁香一兩 甘草八兩炙

右十味切以水三斗煮取一斗去滓取硝石四升芒硝亦可用朴硝十斤投汁中微火煎以柳木篦攪勿住手候欲凝乃入盆中內朱砂三兩麝香一兩急攪即成霜雪紫色以水和一二分服之量性多少熱病毒老小○案原脫量至小九字據遐寧本補以意加減一劑十年用之神妙腳氣亂石天行熱病等服之若神

仙人鍊絳雪療一切病肺氣積聚欬逆嘔吐膿血丹石毒發天行時氣一切熱病諸黃疸等心風昏亂心怯健忘四肢煩熱頭痛眼赤大小便不通煩悶不安骨節疼痛赤白痢血痢熱毒痢宿食不消化心腹脹滿出氣不得下一切

刺血痛熱毒病宿食不消化心腹脹滿虫氣不得平安切
諸毒藥脚氣等飲酒多醉困久劇不差孩子驚癇等以上
和水服之差 一切諸病墮胎和酒服之方
朴硝十斤 升麻三兩 大青 桑白皮 槐花二兩 犀角屑
羚羊角屑各一兩 蘇方木六兩 竹葉兩握〇案握原空缺訂作□擂據寧本補 訶
黎勒 山梔子三十枚 檳榔人二十顆 朱砂大半兩研
右十三味以水二斗漬一宿煎取一斗去滓入鍋內朴
消鍊烊攪勻住手候欲凝出於盆中攪入朱砂麝香訖
雪成收於埳器中密封者有疾量取之和水服之以利病
除身輕目明四肢調適療一切病神驗老小量之上云入朱

砂 麝香 未見分兩 外臺卷三十一五
葉三十至三十二右四方未擧卷數
陳元膏會稽太守惠謝 ○案惠原作思據熙寧本改下同 又案唐武后所造新字惠字
六本作惠形似誤思 其財惠字也昧死再拜上書
皇帝陛下 恩幸得典郡視事六年處地下濕身病苦痺飲
食衰少醫療不差命在旦暮蒼梧道士陳元賣藥於市惠
諸生出見從取藥對之隨病摩之 ○案原脫諸至之十三字並取藥摩之四字據
熙寧本改補 日至再十五日平復惠男子墮馬苦為腰痛天陰
雨轉發惠取元膏摩之復愈惠妻年四十五苦心腹積聚
得病三年惠復作元取膏摩之六日下宿食即愈惠銍下
郭少苦頭眩惠取膏摩三日鼻中下水二升所病即愈惠

知元稟騐謹取元本方奉上

當歸三兩（隴西者）一方　生地黃二斤（取汁）搗　附子三兩十二銖去（皮○案原脫十二至皮五字據監本補）　細辛二兩　桂心一兩　天雄三兩（去皮）　乾薑二兩十七銖○（案原脫十七銖三字據監本補）　丹砂一兩（研）　芎藭二兩　雄黃二兩（半研）　馬頭三兩七銖去皮○案原脫（七至皮四字據監本補）　苦酒三升　白芷一兩　松脂半兩　不中水猪脂十斤（鍊去滓）

右十五味㕮咀，以地黃汁苦酒漬一宿，取猪脂內諸藥，微火煎之，令十五沸，膏成，去滓，內朱砂等末，熟攪勻，令婦人、雞犬、孝子、惡不具足之人、小兒等見。有人苦脊背痛（○案苦原作若，據監本改），服之七日瘥，下狀如雞子汁者二升

即愈又有人苦脅下積聚如柸〇案又原作久柸原作杯均據聖濟本改
摩藥十五日即愈又有人苦臍傍氣如手藥摩之去瓜
中黄積者升許即愈有人患腹切痛時引背痛數年以
膏摩之一下如雞子者三十枚即愈又有婦人患苦月經內
塞〇案苦原作若據聖濟本改無子數年膏摩少腹並服如棗子一
枚十日下崩血二升即愈其年便有子又療風搔腫起
累累如大豆以膏摩之五日即愈老少患腳膝冷痛
摩之五日便愈又有人苦頭項痛〇案苦原作若據聖濟本改寒熱
瘰癧摩頭及病上即愈又有人患面目黧黑消瘦是心
腹中病服藥下如酒糟者一升餘即愈內外諸風及腹

中積聚可服之百病無不愈所療人無數不可盡記

烏膏一切瘡引膿生肌兼殺瘡中蟲方

烏麻油一升生清者○案原脫生清者三字據四庫本補黃丹上好者二鐵兩羅之炒一兩鍊淨濾薰陸香乳頭者一兩末松脂半兩末上蓋入大升兩

右五味從火煎油三分減一下鑞待沸乃內黃丹更上煎之又三分減又停待沸內薰陸香末上火煎候銷盡又內蠟及松脂看膏稍稠即點於鐵上試斟酌硬軟適中乃罷先悶所患瘡以熱即除薰陸及松脂瘡久不差此法於後即依方合其貼杖瘡者油若一升地黃汁半合好和並黃丹二大兩蠟一小兩餘準上法煎

不須硬也 外臺卷三十二葉三十三下至三十五下

神明膏主諸風頑痺筋脉不利瘑癬。〇案瘑原作療諸瘡據興寧本補痒方

前胡 白朮 白芷 芎藭並切 椒去目 吴茱萸各一升

附子三十枚去皮切 當歸 細辛 桂心各二兩切

右十味以苦酒漬一宿令浥浥然以成煉豬膏一斗微

火煎十沸以末九上九下候附子白芷色黄絞去滓膏

成病在外摩之在內以酒服棗核大瘑癬等瘡皆摩之

并去諸風病以摩折傷被打等已上廣濟方藥滓酒浸服之

六大瘡諸病已上本書 外臺卷三十一葉三十三上 右方據廣濟補

蒼耳酒療大風惡疾皮一切諸風乃至骨髓中毒風令人充悅方

蒼耳和莖葉花實刈取剉一石八月收○案原脫刈字據醫寧補　牛膝根切一升○案原脫切字據醫寧本補　松葉切二斗五粒者○案原脫切字五粒者據醫寧本補　商陸根切一斗白色者○案原作切字一斗原作二升據醫寧本改　鼠粘根切一斗○案原脫切字據醫寧本補

右五物皆剉訖量之以水兩石五斗煮取六斗汁如釜小可分煮之即分三斗汁將浸麴一斗二升高量其麴加於常法五分爲藥力費麴故也餘三斗汁留將拌饋料糯米一石二斗分作五酘淨淘乾漉以上並大斗第一

酘一日炊四斗米取藥汁九升拌饋熟細切生地黃三斗和米下之第二酘三日炊三斗米取藥汁七升拌饋熟與杏人一斗去皮尖碎和擣如泥下之第三酘五日炊二斗米取藥汁六升半拌饋熟取大麻子一斗案原作木麻子據證類本草改擣碎和下之第四酘七日炊二斗米取藥汁四升半拌饋熟取胡麻一斗擣碎和下之第五酘九日炊一斗米取藥汁三升拌饋下之

右以前五酘法須候米消盡可炊酘之未必要須隔日其麯酒如米少味薄更炊一二斗米下之使味足然後去糟取清依常法飲半升不能者可量性多少常使有酒

氣逼夜飲最是所宜此酒縱犯風疾飲之補養益精神
令人充健
烏麻地黃酒療風虛補不足除百病已試大効方
六月六日麴四升淨刷刮剉之如棗許大○案原脫刷至大八字據熙寧本補
王斯麻油六斗五升出口州赤色者是如無別用巨勝替之以脫去皮乾暴脫烏麻法以冷水浸經一宿出之置箕中漉水令盡舂之即皮自脫去耳　生地黃四斗淨熟湯洗待水氣盡便切之便取生地黃一石以水一石和煮麤布絞去滓即取汁六斗又以蠟及麻子逢甕內蒸之令乾並三味並用大斗大升適寒溫得所漬內甕中浸之○案原脫並至所十一字據熙寧本補
丹參　生石斛　牛膝　杜仲　萆薢　生薑各二斤　人參八兩
以上並藥秤之○案原脫以至之七字據熙寧本補

右七味切以生絹袋盛同内前藥件熟地黄汁瓮中浸封
閉七日外更取烏豆四大斗摩使光淨分作四度微熬
令香取無灰重醞酒二斗八升三度淋豆々一熬々三淋
々訖並去豆滓計十二度淋豆取淋酒別器中盛然後
更寫麴汁等物及諸藥並出在大瓮中以物閉頭及更
將酒此瓮重蒸瓮看冷暖還内麴汁及藥等安在瓮中
其日即用八斗精糯米炊作飯如常釀酒法醱酒即以
淋豆酒投在瓮中封閉經一兩宿看米消盡又炊四斗
糯米飯醱之此後更封閉經七日其酒即熟任性飲多
少量之不限時候常微々覺身潤夜稍加少許或汗出

佳避風及忌房室特禁毛桃芥生菜熱麵並酢蒜牛肉
等物醞初酒法待此酒熟了將此酒更重醞
右麴依當家常用法每一斗麴用熟水一斗一升浸炊
酒飯了量熟湯多少用沾飯如凡釀酒法更不得加生
水每一斗米酒為佳釀重醞酒法待此酒熟即將酒二
斗八升淋豆
右每一斗麴以熟水一斗浸其酒米每一斗饋料以料
（口案原脫以料二字據此本補）以四斗清酒淋其饋然後炊飯使熟
更不得加水其所洗甑洗手盆甕等皆須用此酒還投
釀甕中

釀子藥酒法○案原與上文接釀瓮中連屬今依例別行

右欲和藥酒時先置五斗許藥在瓮底然後加五斗許飯每次如此斟酌至半即內藥袋其藥袋上亦使藥飯相參以至於盡然始閉封

封閉藥酒瓮法

右封閉瓮頭用紙七重布一重其釀酒室唯造酒得入自外猫犬婦人不得輒入室中外臺卷三十一葉四十一至四十四上案此下又有枸杞酒地黃酒兩方以與外臺卷十七所引者重複僅文字稍有異同已入八卷不緝

崔氏産書

産難

[illegible] ○案原作[illegible]攝巡寧本改 幽 [illegible]

已上三符主産難産婦吞之吉

[illegible] ○案原作[illegible]攝巡寧本改

産難燒此符水和服之吉

[illegible]

逆産橫生吞此符 明程衍道依餘居刊王燾外臺秘要方卷三十三葉七十二上云右出崔氏産書